中西医诊疗
与药物应用

王世竹　沈小燕　孟兆云　著

黑龙江科学技术出版社

图书在版编目（CIP）数据

中西医诊疗与药物应用 / 王世竹, 沈小燕, 孟兆云
著. -- 哈尔滨 : 黑龙江科学技术出版社, 2022.3（2023.1 重印）

ISBN 978-7-5719-1277-2

Ⅰ. ①中… Ⅱ. ①王… ②沈… ③孟… Ⅲ. ①中西医
结合－诊疗②药物学 Ⅳ. ①R4②R9

中国版本图书馆CIP数据核字(2022)第021273号

中西医诊疗与药物应用
ZHONGXIYI ZHENLIAO YU YAOWU YINGYONG

作 者	王世竹　沈小燕　孟兆云	
责任编辑	陈元长	
封面设计	刘梦杏	
出 版	黑龙江科学技术出版社	
地 址	哈尔滨市南岗区公安街70-2号 邮编：150001	
电 话	（0451）53642106 传真：（0451）53642143	
网 址	www.lkcbs.cn www.lkpub.cn	
发 行	全国新华书店	
印 刷	三河市元兴印务有限公司	
开 本	787mm×1092mm　1/16	
印 张	9	
字 数	192千字	
版 次	2022年3月第1版	
印 次	2023年1月第2次印刷	
书 号	ISBN 978-7-5719-1277-2	
定 价	48.00元	

前　言

　　中医药学是一个伟大的宝库，在长期的医疗实践活动中积累了丰富的经验，对某些疾病有独特疗效。随着中医现代化研究的不断深入，中医及中西医结合治疗临床疾病的研究也在不断进步，以病征结合研究为主要模式的中西医结合诊疗体系逐渐形成，中西医结合治疗临床疾病积累了很多经验，取得了很好的效果。为普及临床疾病知识，体现临床常见疾病最新诊疗水平，发挥中西医结合治疗临床疾病的优势，更好地解除疾病给人们造成的痛苦，我们撰写了《中西医诊疗与药物应用》一书。

　　本书对中西医诊疗与药物应用进行了较为详细的论述，内容包括药物治疗的一般原则、治疗药物监测、鼻部疾病诊疗与护理、耳部疾病诊疗与护理。本书许多内容源于各位作者多年工作的实践和积累，具有较强的理论性和实用性。本书对临床药师、临床医师等中高级医药卫生人员而言也是一本很好的参考书。

　　本书因写作时间仓促，有疏漏之处在所难免，恳请广大读者提出批评和意见，以便再版时完善。

目　录

第一章 药物治疗的一般原则

我们主张，治疗疾病时应选择最合适的治疗方法，必要时应联合多种治疗手段，但使用药物仍是内科常见病、多发病的主要治疗手段和基础治疗手段。新的高效和高特异性药物的应用明显提高了治疗疾病的疗效，但药物的治疗应基于一定的原则，否则不仅不能治病，反而会引起医源性疾病，为患者带来身心痛苦和经济负担。因此，掌握药物治疗疾病的一般原则尤为重要。

第一节 诊断明确后再用药原则

药物治疗的前提是对患者有明确的诊断，否则就成了无的放矢。疾病的诊断应依据患者的症状、体征和必要的辅助检查，经过缜密的逻辑分析，做出诊断和鉴别诊断。例如高血压：首先，应根据诊断标准明确是否存在高血压；其次，考虑是原发性还是继发性；最后，再视患者的具体诊断结果选择合适的药物治疗，而不是盲目地发现血压高就给药治疗。

对疾病进行药物治疗还需明白疾病的病因和病理生理发展过程。例如肺炎，其可由细菌、真菌、结核分枝杆菌、支原体、病毒、衣原体、螺旋体、立克次体及部分原虫等所致，只有具备指征时才可使用抗菌药物，即使是细菌感染，还有革兰氏阴性菌和革兰氏阳性菌之分，只有积极进行其分泌物——痰的培养、细菌药物敏感试验（以下简称"药敏试验"）和一些血清学检查，才能为针对性的药物治疗打下基础。

熟悉疾病的病理生理发展过程也非常重要。例如，充血性心力衰竭是临床上极为常见的危重症，常是不同病因的器质性心脏病的终末期表现。它是心脏工作能力的减损造成心脏排血量的下降，导致动脉系统的灌注不足和静脉系统淤血的一组心脏循环症候群。只有明确了其病理生理过程，才能根据需要选择强心药物、利尿剂或血管扩张剂。

当然，对短期内不能明确诊断的疾病，适时采用对症处理亦是必要的。例如高热，有些不能马上明确诊断，也应进行积极的退热处理，包括物理降温和补充体液，也可以慎重地应用一些解热抗炎药物。但需谨记原则，积极地明确诊断才是进一步治疗的关键。

第二节 合理用药原则

不合理用药是一个世界性问题，世界卫生组织（World Health Organization, WHO）指出，全球的死亡患者中有 1/3 死于不合理用药，数据触目惊心。据文献报道，抗生素用药费占总药费的 1/3，但其合理用药率不足 50 %，所致的药源性疾病发生率亦逐年上升。不合理用药也和药物的不良反应呈正相关。

一、掌握适应证、禁忌证，正确选择药物

掌握适应证、禁忌证，正确选择药物在治疗过程中起着至关重要的作用，尤其在抗生素的应用上表现得更为突出。临床医师要在诊断明确的基础上对症下药，对药物要有全面的了解，特别是对药物的药理作用、适应证、禁忌证、不良反应和药物的相互作用要全面掌握，进而为合理选药提供保障。国内的一项调查表明，不合理用药表现为：已经明确的病毒感染性发热，多数应用抗生素；外科患者几乎常规地把抗生素用于无菌手术前，其至手术前后连续应用，这显然是不合理的。此外，预防性应用抗生素目前仍较普遍。无适应证地滥用抗生素不仅会造成患者的经济负担和资源浪费，而且会增加药物的不良反应、细菌耐药性、菌群失调和严重的二重感染的机会。

对药物适应证掌握不严的情况也多见于肾上腺皮质激素类药物的应用。例如，把此类药物当作一般解热镇痛药物或消炎药，结果就是导致感染加重、诱使消化性溃疡出血或骨质疏松患者发生病理性骨折等。一般情况下，不应把皮质激素作为风湿性关节炎的首选药物，而实际情况却恰恰相反。再如，不加区别地把皮质激素应用于小儿肺炎，但临床实践却证实皮质激素对小儿肺炎主要症状和体征无明显影响，亦不缩短平均住院时间，反而会导致患儿呼吸道的菌群失调，降低患儿的抗病能力，增加治疗上的困难。皮质激素一般仅限于重症感染患者，作为综合治疗的组成部分，并在抗菌药物治疗有效的基础上使用，也常作为激素替代疗法应用，而重度高血压、严重的糖尿病、严重骨质疏松、活动性消化性溃疡、抗菌药物不能控制的严重细菌或真菌感染、妊娠早期及严重精神病等患者则是肾上腺皮质激素类药物的禁忌证。其他的适应证不强而乱用的药物尚有解热镇痛药物和维生素类药物。

二、合理联合用药

当今药物种类越来越多，相互之间的作用也随之越来越复杂，很多药物在上市前所做的药物相互作用试验也仅限于传统的一些药物。如果不考虑药理、药化、药效和机体本身因素而盲目地联合用药，就会适得其反。所以，做到科学用药、合理用药、减少和杜绝药品不良反应的发生、降低药品费用、保障人民生命安全是医务工作者义不容辞的责任。联合用药仅限于增强疗效、降低毒性及延缓耐药性的发生。

（一）增强疗效

医生常常通过药物联合应用来增加疗效，更好地解除患者的病痛。现举例说明：磺胺甲噁唑与甲氧苄啶，在细菌叶酸代谢过程中呈双重阻断，抗菌性增强，抗菌谱扩大；棒酸与阿莫西林，棒酸能抑制 β - 内酰胺酶，使阿莫西林对耐药菌株仍有效；亚胺培南与脱氢肽酶抑制剂西司他丁，能保持亚胺培南在泌尿道中具有强大的杀菌力；抗癌药物只有在联合应用时才能获得较好的治疗效果；在高血压的治疗中，在一种降压药的效果不理想时，常根据需要联合用药，增强降压疗效。

（二）降低毒性

临床上可以通过药物的联合应用，减少不良反应的发生。例如：异烟肼与维生素 B6 合用，可以减少前者引起的神经系统毒性；氨茶碱和镇静催眠药合用，可以减少氨茶碱的中枢兴奋作用。临床上有些联合用药既增加疗效又减少副作用。例如：氢氯噻嗪与氨苯蝶啶合用可增强利尿效果，又可以预防氢氯噻嗪引起的低血钾；硝苯地平与 β 受体拮抗剂联合应用，不仅可以减少前者可能引起的心动过速，而且可有效降低血压和减轻胸痛，减少近期死亡的危险；在抗癌方面，应用大剂量甲氨蝶呤可增强疗效，加用四氢叶酸可以减轻其骨髓抑制副作用。

（三）延缓耐药性的发生

抗结核治疗是典型的联合用药延缓耐药性的例子，结核杆菌在单药治疗时易产生耐药性，联合用药则可减缓细菌耐药性的产生。临床上常联合应用异烟肼、链霉素、对氨基水杨酸或利福平及乙胺丁醇等。

三、遵循安全用药原则

药物具有二重性，在具有治疗作用的同时，亦有发生不良反应的可能性。不良反应的发生可因药物本身的性质、患者的自身差异及用药的不同而异。药物应用时要严格遵循安全用药原则，防止不良反应的发生。

（一）充分考虑患者的生理、病理状况，观察综合效果

医师在用药时要充分考虑每个患者的差异，切忌用药千篇一律，应根据患者的生理、病理状态选择合理的药物。如果医师不注意了解患者的用药史、药物过敏史和是否为特异体质，不详细掌握患者病情，就可能引起变态反应和其他不良反应。在药物治疗过程中，医师要有高度的责任心，细致观察药物治疗的效果、患者的反应，根据疗效和患者的个体特点，适时调整药物的应用。

（二）熟悉药物的药理学知识

医师应熟悉药物的药理学知识，不应仅仅满足于药品说明书，必要时要查阅相关药理学方面的专著，同时要不断学习、积累，在实践中总结经验。在药物应用时不仅仅要考虑其适应证，更应分析此种药物的综合效果（药效和不良反应）。在权衡利弊做出判断后把药物的不良反应告诉患者，以便医患相互配合，及早发现不良反应，制定相应对策，从而更好地服务患者。

四、制定个体化用药方案

影响药物作用的主要因素有药物和机体两方面，根据这两方面的因素制定个体化的用药方案是每个医师必须遵循的基本原则。

（一）药物因素

药物的剂量、剂型、给药时间、给药途径和制剂工艺等均可明显影响药物的作用。

1. 量效关系

剂量和效应的关系称为量效关系。恰当的药物剂量应该是在最小的毒副作用下达到最好的疗效。合适的药物剂量直接关系到用药的安全及疗效，一般药品说明书上均标明常用剂量与极量，临床医师用药时应严格遵守，对毒性、麻醉、精神药品尤其要注意。常用量对于普通病例是适宜的，对于特殊患者应根据患者病情制定个体化给药方案。

2. 剂型

一般而言，注射剂经注射给药吸收速度快，其药峰浓度较高。对于口服剂型，溶液剂吸收速度最快，散剂次之，片剂较慢。吸收快的药的药峰浓度高，单位时间内排出的药量也多，维持时间则短。随着科学的发展，新的剂型不断出现，如缓释制剂、控释制剂和靶向给药系统等。控释制剂能避免血药浓度出现较大波动，延长药效，其有效性和安全性都比传统剂型优越。靶向给药系统能把药物指向机体的特定部位，由此增加靶组织中药物浓度，而其他组织中药物浓度较低，故疗效高、不良反应少，如单克隆抗体具有高度的特异性，能够从正常组织中识别癌细胞，若把抗肿瘤药物连接到单克隆抗体上，导向肿瘤部位，则可提高病变部位的药物浓度，从而提高疗效。临床医师根据患者的病情和经济负担能力选择适当的剂型也是非常重要的。

3. 给药时间

给药时间包括早、中、晚、饭前、饭后、睡前等。如果药物对胃肠道刺激性较大，为避免此反应应饭后服药；胃肠动力药（如多潘立酮）和胃黏膜保护剂（如硫糖铝）常饭前给药以增加疗效。给药间隔根据药物的半衰期确定，确保药物维持有效血药浓度，达到控制病情的目的。

4. 给药途径

口服给药时，药物的吸收速度和生物利用度较注射剂差，且受制剂和机体等多种因素的影响。但口服给药方便，治疗费用较低，适用于慢性或轻症患者，不适合危、急、重和胃肠道反应明显的患者。舌下及直肠给药，适用于少数口腔或直肠黏膜较易吸收的药物，起效快，血药浓度高，如硝酸甘油舌下含服可迅速缓解心绞痛的急性发作。肌肉或皮下给药，生物利用度比口服好，但略差于静脉给药，用药后需经过一定的吸收时间才能达到较高的血药浓度，但维持有效血药浓度的时间较静脉注射长。静脉注射能迅速将药物输入血液循环，绝对生物利用度 100 %，起效快，起始血药浓度高，但落差大，多次用药时血药浓度波动大，治疗范围较窄的药物不宜多次给药。静脉滴注为临床上常用的给药方式，可通过控制滴注速度（浓度和滴速）来达到临床用药所需的血药浓度。其血药浓度与总剂量无关，而与滴注速度关系较大，因此可以产生不同程度的药理作用。临床上分为快速滴注和恒速滴注，各有优缺点，可根据临床治疗需要而选择。前者常用

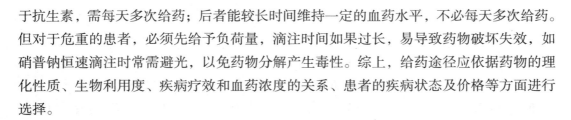

于抗生素，需每天多次给药；后者能较长时间维持一定的血药水平，不必每天多次给药。但对于危重的患者，必须先给予负荷量，滴注时间如果过长，易导致药物破坏失效，如硝普钠恒速滴注时常需避光，以免药物分解产生毒性。综上，给药途径应依据药物的理化性质、生物利用度、疾病疗效和血药浓度的关系、患者的疾病状态及价格等方面进行选择。

（二）机体因素

机体因素对药物作用的影响主要体现在年龄、性别和妊娠期、病理状态、个体差异、药物在体内的活化等方面。

1. 年龄

年龄对药物作用的影响主要表现在婴幼儿和老年人上。老年人对药物反应性趋于增加，不良反应发生率增大，其用药剂量一般应减少，约为成人剂量的 2/3。老年人对药物反应的差异主要表现在药动学和药效学上。其器官功能减退，肝脏对部分药物代谢能力减退；肾小球滤过率和肾小管分泌功能亦减低。因此，相同剂量的药物，老年人较年轻人的血药浓度高，可能会引起相对过量，产生不良反应。小儿特别是婴儿的神经系统、内分泌系统及脏器发育尚未完善，对药物反应的差异性较大。婴幼儿的具体用药应有专科医师根据其个体特点严格用药。

2. 性别和妊娠期

一般情况下，性别在药物作用的性质上没有特别的差别，主要的影响发生在妊娠期。某些药物可自由地通过胎盘，而怀孕时母体酶系统反应的改变可影响药物的代谢，尤其在妊娠反应剧烈时，常使药物在母体内停留时间延长。在分娩时，药物经肾排泄延缓。基于此，可使药物大量转运至胎儿，可能影响胎儿生长发育，或导致某些器官的功能损伤及初生儿的不良反应，甚至致畸、流产及死胎。临床用药时要充分考虑药物可能对胎儿产生的影响，以免造成严重的后果。

3. 病理状态

在不同的病理情况下，药物作用的表现不同。肝细胞受损可导致某些药物代谢酶的活性降低，如氯霉素、苯巴比妥、洋地黄毒苷、苯妥英钠、奎尼丁、盐酸利多卡因等主要通过肝脏代谢的药物必须减量、慎用或者禁用。肾功能受损时，主要经肾代谢的药物的半衰期延长，可造成蓄积，如氨基糖苷类药物、多西环素等。对肾脏毒性较大或主要在肾代谢的药物用于肾功能不全的患者时必须减量或避免使用。

4. 个体差异

任何药物在不同个体之间的反应都不同。多数基本相似，少数人有量的差异（敏感、耐受）和质的差异（变态反应、特异质），其主要受到环境因素和遗传因素的影响。例如，遗传因素导致药效学差异的典型例子 —— 葡萄糖 -6- 磷酸酶（G-6-PD）缺陷的患者，其红细胞内缺乏 G-6-PD，从而对伯氨喹、磺胺类药物等易发生溶血反应。认识个体差异，要考虑到敏感患者的危险性，必要时监测血药浓度。

5. 药物在体内的活化

某些原型药物无活性，在进入机体内经肝脏活化后，其代谢产物才具有药理作用。例如：可的松和泼尼松必须经过肝脏分别转化为氢化可的松及泼尼松龙后才能生效，故严重肝病的患者需要应用糖皮质激素时只宜选用氢化可的松及泼尼松龙；维生素 D3 要在肾脏加上 1α-OH，在肝脏加上 25-OH 成为 1，25- 二羟基胆骨化醇时才有效，肾功能不全时，要用钙三醇、1α- 羟基胆骨化醇才能生效。这些需要在体内活化后才能发挥药理作用的药物要根据机体脏器的功能选择。

第三节　遵循有效和经济用药原则

一、遵循有效用药原则

随着网络化及广泛协作体系的建立，以证据为基础的循证医学逐渐代替了以个人经验为依托的经验医学，随机、双盲、对照、多中心、大样本的药物前瞻性临床研究，通过国际性跨地区多中心的临床试验，其结论客观可靠，可作为药物有效性的依据。临床医师用药时要充分认识循证医学，坚持用药的有效性原则，避免盲目地增加患者的负担。

二、遵循经济用药原则

目前，盲目使用高价药、进口药的现象较为普遍。某些医师认为新药一定比传统药效果好、副作用少，虽然价格昂贵，但依然选择。从药物经济学角度考虑，虽然新药可能疗效好一些，副作用可能减少，但疗效与价格之比明显降低，会对社会资源造成浪费，增加患者的经济负担。临床医师用药时应从患者的整体利益来考虑，遵循经济用药原则，为患者治疗的同时，要充分考虑疗效、药品价格、不良反应等因素，以期达到最佳的治疗效果和最小的经济负担，合理地分配有效的医疗资源。

第四节　内科常见疾病的药物治疗

随着分子生物学、网络信息、计算机、循证医学、功能影像学、微量检验技术等在临床中的应用，内科疾病的病因、诊断、治疗随之向纵深方向发展。新的治疗手段不断推出，尤其是介入治疗，但药物仍是内科常见疾病的主要治疗手段和基础治疗手段。本节简要介绍部分常见疾病的药物治疗。

一、常见心血管系统疾病的药物治疗

（一）高血压病的药物治疗

高血压是一种常见的以体循环动脉血压增高为主要特点的临床综合征，可分为原发性高血压（高血压病）和继发性高血压。降压的目的就是缓解或控制高血压症状，使血压恢复或接近正常，改善生活和工作能力，并预防并发症。

1. 抗高血压药物的分类

（1）利尿剂。

①排钾利尿药：氢氯噻嗪、呋塞米、吲达帕胺。

②保钾利尿药：螺内酯、氨苯蝶啶。

（2）β受体拮抗药。

①非选择性β受体拮抗剂：盐酸普萘洛尔、马来酸噻吗洛尔、吲哚洛尔、盐酸拉贝洛尔。

②选择性的β1受体拮抗剂：阿替洛尔、酒石酸美托洛尔、富马酸比索洛尔、盐酸艾司洛尔。

（3）钙通道阻滞剂（CCB）。

①非二氢吡啶类：盐酸维拉帕米、盐酸地尔硫䓬。

②二氢吡啶类：硝苯地平、非洛地平、尼莫地平、苯磺酸氨氯地平、拉西地平。

（4）血管紧张素转换酶抑制剂（ACEI）：第1代，卡托普利；第2代，马来酸依那普利；第3代，盐酸贝那普利、西拉普利、赖诺普利、培哚普利、福辛普利。

（5）血管紧张素Ⅱ（AgⅡ）受体拮抗剂：氯沙坦、缬沙坦、厄贝沙坦。

（6）选择性α1受体拮抗剂：盐酸哌唑嗪、盐酸特拉唑嗪及甲磺酸多沙唑嗪。

2. 各类抗高血压药物概述

（1）利尿剂。

①药理作用和机制：排钾利尿剂的原理主要是抑制钠和氯的重吸收，大量钠、氯离子随水分排泄，钾离子排出亦增加。其降压机制是利尿作用使细胞外液和血容量减少，从而使心排血量减少和血压下降。

②临床应用和评价：一项 Meta 分析证实，治疗组的舒张压较对照组降低 11 mmHg，且总死亡率显著低于对照组，降低 11.4 %；同时，也减少及降低高血压并发症的发生率和死亡率，并能对靶器官损害起保护作用；适合轻中度高血压患者，尤其是老年高血压患者，包括老年单纯收缩性高血压、肥胖及并发心力衰竭患者。

③常用的利尿药。

a. 氢氯噻嗪 12.5 ～ 25 mg，每日 1 ～ 2 次。

b. 呋塞米为袢利尿剂，是目前作用比较强的利尿药。一般仅用于高血压急症，尤其适合高血压伴有肺水肿者。静脉或肌内注射，每次 40 ～ 80 mg，视病情可酌情增加剂量。

c. 氨苯蝶啶常与噻嗪类药物合用，以纠正后者导致的低血钾的副作用。常用剂量 25 ～ 100 mg，每日 1 ～ 2 次。

d. 吲达帕胺常用剂量每日 1 次，每次 2.5 mg。

④不良反应和注意事项：利尿剂可降低血钾，尤其是噻嗪类药物和呋塞米药物，长

期应用者应适量补钾。伴糖尿病或糖耐量异常、痛风或高尿酸血症，以及肾功能不全者不宜应用；伴高脂血症和妊娠者慎用。

（2）β受体拮抗剂。

①药理作用和机制：β受体拮抗剂降压原理主要是通过对β受体的拮抗，降低心排血量，减小外周血管阻力，抑制肾素释放，降低血浆肾素活性。其抗高血压作用可能是综合的多种机理引起的。

②临床应用和评价：β受体拮抗剂单用的疗效和ACEI及CCB相近，作用安全可靠，并能降低患者的总死亡率和心血管事件的发生率，改善患者的预后，并具有逆转左心室肥厚的作用。其主要适用于轻中度高血压，尤其是在静息时心率较快（大于80次/分）的中青年患者，也适用于高肾素活性的高血压、伴心绞痛或心肌梗死，以及伴有室上性快速性心律失常的患者。

③常用β受体拮抗剂：盐酸普萘洛尔10～30 mg/d，分3次口服，用量应根据心率、心律和血压变化调节。酒石酸美托洛尔尤其适用于伴心动过速的高血压患者，50～100 mg/d，早晨顿服或早、晚两次服。

④不良反应和注意事项：一般为头晕、疲倦和胃肠功能紊乱，还可引起严重的心动过缓、房室传导阻滞、支气管哮喘和雷诺现象，长期应用可影响脂质代谢。此类药存在"首剂综合征"，即首次应用产生严重反应，心脏功能受到严重抑制而出现血压下降、心率缓慢，最后心搏停止而死亡。故首次使用时要密切观察，从小剂量开始。由于存在停药综合征，因此要注意逐渐停药。禁忌证有心脏传导阻滞、哮喘、慢性阻塞性肺疾病和周围血管疾病等，胰岛素依赖性糖尿病患者应慎用。

（3）钙通道阻滞剂。

①药理作用和机制：一类能选择性地阻滞Ca^{2+}经细胞膜上的慢通道进入细胞内，减少Ca^{2+}内流的药物，受其影响的组织包括血管平滑肌、心肌、传导组织及窦房结，其可促使血管平滑肌扩张、血压降低。

②临床应用和评价：CCB降压作用可靠且稳定，对中枢无抑制作用，较少引起直立性低血压。其降压幅度甚至较其他种类药物的更大，且不影响糖和脂肪代谢，并具有保护靶器官的作用。可用于各种程度的高血压，尤其适用于老年高血压、伴冠心病、周围血管疾病、糖尿病或糖耐量异常、妊娠期高血压及合并肾功能损害患者。

③常用CCB：主要为二氢吡啶类长效剂，硝苯地平控释片30 mg，1次/日；硝苯地平片10 mg，2～3次/日；非洛地平缓释片5～10 mg，1次/日；苯磺酸氨氯地平5～10 mg，1次/日；拉西地平4～6 mg，1次/日。

④不良反应和注意事项：不良反应由其扩血管作用造成，有头痛、面部潮红、踝部水肿，可致水钠潴留。目前已有很多二氢吡啶类衍生物，对血管组织选择性更强，不良反应比硝苯地平小。

（4）血管紧张素转换酶抑制剂。

①药理作用和机制：竞争性抑制血管紧张素转换酶活性，减少循环及组织中血管紧张素的形成，Ag Ⅱ减少使外周血管阻力下降，醛固酮生成减少，均有利于降压；由于抑制了缓激肽的分解失活，可产生舒张血管作用，减轻后负荷；抑制了缓激肽分解，可促进前列腺素合成与释放，使血管舒张，抑制血小板聚集。

②临床应用和评价：ACEI 不仅能有效降血压，还具有显著的保护靶器官的功能，减轻左心室肥厚的程度显著优于其他降压药。适用于高血压伴左心室肥厚、心功能不全、糖尿病并微量蛋白尿、肾功能损害患者等。可安全应用于伴肺部疾病、周围血管病、抑郁症及胰岛素抵抗型糖尿病的高血压患者。与 CCB 合用可治疗严重或急进性高血压患者。

③常用 ACEI。

a.卡托普利：口服易吸收，空腹生物利用度为 70 %。卡托普利片 12.5 ～ 25 mg，2 ～ 3 次 / 日。

b.马来酸依那普利：不含巯基的强效 ACEI，在体内水解为依那普利拉而发挥抑制血管紧张素转换酶的作用，比卡托普利强 10 倍，且持久。5 ～ 10 mg，1 ～ 2 次 / 日。

c.福辛普利：新型的 ACEI，口服吸收缓慢且不完全，在胃肠道黏膜或肝脏内经酯化很快转变为福辛普利拉。每次 10 mg，1 次 / 日。

d.不良反应和注意事项：皮肤瘙痒、咳嗽、眩晕、味觉异常、高钾血症、蛋白尿、嗜酸细胞增多症。干咳发生概率高，与此类药抑制了激肽酶，使缓激肽增多有关。新一代的 ACEI 因不含巯基，不良反应较少。双侧肾动脉狭窄、合并高钾血症或严重肾功能衰竭、严重主动脉狭窄、梗阻型肥厚型心肌病等患者及妊娠者禁用。

（5）血管紧张素 Ⅱ 受体拮抗剂（ARB）。

①药理作用和机制：Ag Ⅱ受体的 1 型受体（AT1）拮抗剂，阻断存在于许多组织中，如血管和肾上腺中的 AT1，从而阻断 Ag Ⅱ与 AT1 的结合。其作用比 ACEI 专一，更完全地抑制了 Ag Ⅱ生物活性，以达到降压的目的。

②临床应用和评价：Ag Ⅱ在高血压的靶器官损害和患者的长期预后中起着至关重要的作用。ARB 在通常剂量范围内有降压作用，且呈显著的剂量依赖性，疗效和 ACEI 相似或更强，适应证和 ACEI 相同，主要用于 ACEI 治疗后发生干咳等不良反应且不能耐受者。

③常用 ARB：氯沙坦对 ACEI 无抑制作用，不影响血管紧张素的转化过程，也不加强缓激肽作用。本身具有药理活性，其代谢物亦有活性，作用时间长，用量为每次 50 mg，每日 1 次。缬沙坦 80 mg，每日 1 次，副作用较氯沙坦少而轻微。

④不良反应和注意事项：由于本品不阻断缓激肽作用，不良反应较少，罕见干咳、过敏反应、血管性水肿。禁忌证和 ACEI 近似。

（6）α1 受体拮抗剂。

①药理作用和机制：本品选择性作用于突触后 α1 受体，使容量血管和阻力血管扩张，从而降低心肌的前后负荷，使血压下降，对心率、心排血量、肾血流量和肾小球滤过率无明显影响。

②临床应用和评价：降压作用较可靠，长期应用对糖代谢无影响，且可改善脂代谢，使高密度脂蛋白升高，还能改善前列腺增生患者的排尿困难，尤其适合伴高脂血症或前列腺肥大患者。

③常用 α1 受体拮抗剂：盐酸哌唑嗪具有高度选择性阻断 α1 受体的作用，在降低血压时，一般不引起反射性心率加速作用，对血浆中的脂质代谢无明显影响，生物利用度约 60%，0.5～3 mg，2～3 次/日。盐酸特拉唑嗪口服易吸收，生物利用度达 90%，肝脏首剂效应微弱，肝、肾双途径排出，1～8 mg，1 次/日。

④不良反应和注意事项：可见"首剂现象"，表现为严重的直立性低血压、眩晕、晕厥、心悸等，故该药开始用 1/2 剂量，初剂与增加后第一剂都宜在睡前服，若与其他降压药合用需减少本品剂量。有直立性低血压史者慎用。

（7）其他：硝普钠作为一种速效而短时的降压药，对静脉和动脉均有直接扩张作用。主要用于高血压危象、恶性高血压、急性心力衰竭。常静脉用药，每分钟 0.5～3 μg/kg，应根据血压及时调整剂量。注意避免其代谢产物硫氰酸盐引起的中毒。

总之，对于大多数无并发症或合并症患者可以单独或者联合应用噻嗪类利尿剂、CCB、ACEI、β 受体拮抗剂和 ARB，治疗从小剂量开始，逐步递增剂量。比较合理的两种降压药物联合治疗方案：利尿剂与 β 受体拮抗剂或 ACEI 或 ARB；二氢吡啶类 CCB 和 β 受体拮抗剂；CCB 与 ACEI 或 ARB。三种降压药联合治疗方案必须包括利尿剂（除有禁忌证外）。对于有并发症或合并症的患者，降压药和治疗方案应注意个体化给药，严密观察不良反应，注意药物的适应证和禁忌证。

（二）充血性心力衰竭

充血性心力衰竭是临床上极为常见的危重症，常是不同病因的器质性心脏病终末期表现。其治疗主要是改善心脏的收缩舒张功能，使心排血量增加，改善患者的生活质量和延长寿命，同时纠正因全身各器官和组织淤血或血灌注不足而产生的不良影响。常用的药物有利尿剂、ACEI、正性肌力药及 β 受体拮抗剂等。

1. 利尿剂的应用

（1）药理作用和机制：主要通过减少水、钠的潴留，减少血容量，减轻周围组织和内脏的水肿，减轻心脏前负荷和肺淤血；利尿后大量排钠，使血管张力下降，从而减轻心脏后负荷，增加心排出量。

（2）临床应用和评价：①严格掌握适应证，需要则用，尽量少用。②间断服用利尿剂，有利于体内电解质平衡。③联合应用利尿剂，可提高利尿效果，减少副作用。④合理用药，急性心力衰竭或肺水肿首选呋塞米静脉注射，轻度者用噻嗪类药物，中度多加用潴钾利尿剂，重度者常用袢利尿剂加用潴钾利尿剂。⑤对于难治性（顽固性）心力衰竭或长期利尿效果不佳者，应注意心、肾功能及电解质紊乱、低血压、肺梗死或用药不当等情况。

（3）常用的利尿剂：呋塞米 20～100 mg/d，常用于急性心力衰竭或肺水肿患者，静脉给药，也可用于重度心力衰竭者，口服。氢氯噻嗪片 25～100 mg/d，分 2～3 次口服，适合轻度心力衰竭者，可获得满意疗效。螺内酯 20～100 mg/d，分 2～3 次口服，利尿作用弱，常和噻嗪类利尿剂合用，肾功能严重不全者慎用，以免引起高血钾。氨苯蝶啶 50～100 mg/d，分 3 次口服，注意预防利尿剂引起的电解质紊乱。

（4）不良反应和注意事项：详见本节所述。

2. ACEI

（1）药理作用和机制：通过抑制肾素 - 血管紧张素系统（RAS），达到扩张血管、减轻心脏后负荷、抑制交感神经兴奋性作用，亦可抑制心脏组织中的 RAS，从而改善和延缓心室重塑。此类药不仅可改善心力衰竭的血流动力学，更重要的是可降低心力衰竭患者代偿性神经 - 体液的不利影响。

（2）临床应用和评价：可以改善慢性充血性心力衰竭患者的预后，降低病死率，可预防和延缓心力衰竭的发生。从心脏尚处于代偿期而无明现症状时即开始给予 ACEI 干预治疗是心力衰竭治疗的重要进展。

（3）常用 ACEI：除非有 ACEI 的禁忌证或不能耐受者，其他患者均应从小剂量开始，逐渐增加至靶剂量，并长期坚持服用。卡托普利每次 6.25～50 mg，3 次 / 日。马来酸依那普利每次 5～10 mg，2 次 / 日。雷米普利每次 1.25～5 mg，1 次 / 日。注意观察低血压，监测肾功能和血钾。

（4）不良反应和注意事项：见本节前述。

3. 正性肌力药

（1）洋地黄类药物。

①药理作用和机制：通过抑制心肌细胞膜 Na^+/K^+-ATP 酶，使细胞内 Na^+ 升高、K^+ 降低，Na^+ 和 Ca^{2+} 交换，使细胞内 Ca^{2+} 升高，从而增加肌节缩短的速率和幅度，使心肌的收缩力增强；兴奋迷走神经，可对抗心力衰竭时交感兴奋的不利影响；小剂量时降低窦房结自律性，减慢窦性心律，使房室交界区有效不应期延长，但大剂量时也可引起其自律性提高。

②临床应用和评价：自血管扩张剂及利尿剂应用于心力衰竭以来，对洋地黄类药物的使用较以往有明显的观念变化。其并非心力衰竭的首选药物，主要用于中重度以收缩功能不全为主，尤其伴心脏扩大、窦性心动过速或室上性快速型心律失常的心力衰竭患者，对伴有心房颤动且心室率快者疗效更佳。

③常用的洋地黄制剂：速效作用类药物适用于急性心力衰竭或慢性心力衰竭急性加重时，常用毛花苷 C，每次 0.2～0.4 mg，稀释后缓慢静脉注射，10 min 起效，0.5～2 h

达高峰，必要时可用到 0.8～1.2 mg/d。中效和慢效作用类药物主要用于维持治疗，地高辛片每日 0.25～0.5 mg，经过 5 个半衰期（5～7 d）后可达到稳态治疗血药浓度。

④不良反应和注意事项：预防洋地黄中毒。诱因有低钾、低镁、高钙、酸中毒、心肌缺血、肝肾功能减退、严重心肌病变及老年患者。常表现食欲缺乏、恶心、呕吐、心律失常、头痛、头晕、烦躁及黄绿视等。治疗上主要依据早期诊断、血药浓度测定判定过量或不足。停药、补充钾盐和镁盐，心律失常的处理主要用盐酸利多卡因及苯妥英钠。下列情况慎用或禁用。

a. 肥厚型心肌病首选 β 受体拮抗剂，合并心房颤动伴心力衰竭者慎用。

b. 窦性心律的单纯二尖瓣狭窄伴心力衰竭者不用，伴心房颤动可适用。

c. 伴心包缩窄者禁用。

d. 肺心病伴快速型心房颤动或感染已经控制而心力衰竭未纠正者可慎用。

e. 高度房室传导阻滞者禁用。

（2）非洋地黄类正性肌力药物。

①磷酸二酯酶抑制剂：此类药抑制磷酸二酯酶活性，使细胞内环磷酸腺苷（cAMP）增加，激活蛋白激酶活性，激活钙通道，使 Ca^{2+} 内流，从而使心肌收缩力增加，舒张血管平滑肌。主要用于其他药物治疗效果不佳的难治性心力衰竭或扩张型心肌病并心力衰竭患者。常用氨力农，负荷量 0.75 mg/kg，继以每分钟 4～10 μg/kg 静脉滴注；米力农首剂量 50 μg/kg，再以每分钟 0.25～0.5 μg/kg 静脉滴注。氨力农副作用较多，发生率约 15%，恶心、发热、腹痛较常见，少数患者还出现肝功能损害、血小板减少，常须减量或停药。米力农的副作用较氨力农轻微。

②拟交感性正性肌力药。

a. 多巴胺为去甲肾上腺素的前体，主要作用部位为多巴胺受体和 β 受体，可减轻心脏前后负荷，增加心排血量，加快心率，同时使肾血流量增加，提高肾小球滤过率，有显著利尿作用。初始剂量每分钟 0.5～1 μg/kg，逐渐增加滴数，至尿量增加、舒张压增加或心率加快时维持，常用量每分钟 1～5 μg/kg。主要的缺点为可导致心率加快。

b. 多巴酚丁胺为多巴胺衍生物，选择性增加心肌收缩力。常用量每分钟 2～7.5 μg/kg，增加心率的作用较多巴胺弱，罕见恶心、头痛、心绞痛、心悸、气短等。

4. β 受体拮抗剂的应用

（1）药理作用和机制：减轻儿茶酚胺对心脏的毒性作用，上调受体，增加心肌收缩反应性，改善舒张功能；减少心肌耗氧量；减慢心率和控制心律失常；防止、减慢、逆转肾上腺能介导的心肌重构。

（2）临床应用和评价：大量的临床试验已经证实，选择性的 α1 受体拮抗剂（富马酸比索洛尔、酒石酸美托洛尔）和非选择性的 β 受体拮抗剂卡维地洛能降低充血性心力衰竭总死亡率、猝死率及心血管事件的死亡率。主要用于扩张型心肌病、冠心病、风湿性心脏病有交感神经亢进者、伴心力衰竭的患者。

（3）常用的 β 受体拮抗剂：在其他治疗心力衰竭措施使血流动力学稳定的基础上应用，从小剂量开始，富马酸比索洛尔 1.25 mg/d，酒石酸美托洛尔 6.25 mg/d，卡维地洛 3.125 ～ 6.25 mg/d，逐渐加量，直至最终剂量。酒石酸美托洛尔 50 mg，2 ～ 3 次 / 日；富马酸比索洛尔 2.5 ～ 10 mg，1 次 / 日；卡维地洛 25 ～ 50 mg，2 次 / 日。

（4）不良反应和注意事项：见本节前述。

5. 其他抗心力衰竭药物的应用

硝酸酯类药直接作用于血管平滑肌，扩张外周静脉血管、肺小动脉及冠状动脉，对外周小动脉扩张作用弱，常用于急性心力衰竭的治疗。硝酸甘油一般每分钟 0.2 ～ 10 μg/kg，静脉滴注，从小剂量开始，逐渐加量，停药时逐渐减量。硝普钠是治疗心力衰竭较强的血管扩张剂，属于硫氰酸盐类药品，每分钟 0.1 ～ 0.3 μg/kg 静脉滴注，用药原则同硝酸甘油。此类药主要有低血压和反射性心动过速的副作用，容易产生耐药性。

总之，心力衰竭作为各种心脏疾病的终末阶段，病理生理过程复杂，成为心血管疾病的治疗难题之一。它的治疗要采用综合措施，治疗基础病，去除诱因，注意休息和钠盐摄入，合理应用各种治疗心力衰竭的药物，必要时采用非药物疗法，可显著改善患者的生活质量，延长其生命。

（三）心绞痛

心绞痛是冠状动脉供血不足，心肌急剧暂时缺血、缺氧引起的临床综合征。主要表现为阵发性心前区疼痛，分为稳定型和非稳定型心绞痛两类。尽管一些非药物的措施在冠心病治疗中起到了很大的作用，但药物仍是其基础和重要的治疗方法。常用的药物有硝酸酯类药物、CCB 和 β 受体拮抗剂等。

1. 硝酸酯类药物

（1）药理作用和机制：一方面，扩张冠状动脉，降低阻力，增加心内膜区的血液供应，开放侧支循环，增加冠脉循环血流量，改善心肌的供血、供氧；另一方面，扩张周围血管，减少静脉回流，降低心室容积量、心腔内压、心排出量和血压，减轻心脏的前后负荷，从而降低其耗氧量，继而缓解心绞痛。

（2）临床应用和评价：主要用于缓解心绞痛的症状和预防心绞痛的发生。和 CCB、β 受体拮抗剂相比，此类药不会加重心力衰竭和诱发支气管哮喘，但颅内高压患者禁用。

（3）常用的硝酸酯类药物。

①硝酸甘油作为控制心绞痛急性发作的药物，常用 0.3 ～ 0.6 mg，舌下含服，1 ～ 2 min 起效，1 h 后作用消失。如发作频繁和严重，为较恒定地控制缺血发作和减少发作次数，可从 5 ～ 10 μg/min 的剂量开始，持续静脉滴注，每 5 ～ 10 min 增加 10 μg/min，直至达到靶剂量（症状缓解或出现明显的副作用）。长效硝酸甘油制剂其控释片每次 2.5 mg，每 8 h 给药 1 次，预防心绞痛的发作。用 2 % 硝酸甘油软膏或贴剂（含

5～10 mg 硝酸甘油）涂或贴于胸前或上臂，可预防心绞痛的夜间发作。

②硝酸异山梨酯口服 5～20 mg，3 次/日，半小时后起作用，维持 3～5 h。其缓释剂 20 mg，2 次/日，可维持 12 h。单硝酸异山梨酯多为长效制剂，20～50 mg，1～2 次/日。本品主要用于预防心肌缺血，如含服 5～10 mg 也可用于心绞痛的急性发作。

（4）不良反应和注意事项：头痛、头昏、头部跳动感、面红、心悸等，少有低血压。故第一次用药应平卧片刻，必要时吸氧。此类药物容易产生耐受性，临床常间隔用药。从小剂量开始，以避免和减轻副作用。长期用药禁止突然停药，以防止诱发心绞痛或心肌梗死。

2. β 受体拮抗剂

（1）药理作用和机制：β 受体拮抗剂可阻断拟交感作用，减慢心率、降低血压和心肌收缩力，从而降低心肌耗氧量，缓解心绞痛的发作。同时，可降低运动时血流动力学的反应，使同一运动量水平心肌耗氧量减少，使不缺血的心肌区小动脉（阻力血管）缩小，从而使更多的血液通过扩张的侧支循环（输送血管）流入缺血区，缩小缺血的心肌面积。

（2）临床应用和评价：β 受体拮抗剂可降低心绞痛的发作频率，改善心绞痛患者对运动的耐受能力，适用于无禁忌证的所有不稳定型心绞痛患者。无内在拟交感活性的 β 受体拮抗剂可降低心肌梗死的发生率，延长此类患者的存活时间。

（3）常用 β 受体拮抗剂：酒石酸美托洛尔 12.5 mg，2 次/日；盐酸普萘洛尔 10 mg，3 次/日；氧烯洛尔 20～40 mg，3 次/日；阿替洛尔 25～75 mg，2 次/日；吲哚洛尔 5 mg，3 次/日，逐渐到 60 mg/d；索他洛尔 20 mg，3 次/日；纳多洛尔 40～80 mg，1 次/日。

（4）不良反应和注意事项：不良反应和禁忌证同前节所述。在应用 β 受体拮抗剂治疗心绞痛时，伴随心率减慢和射血时间延长而发生的舒张末期容积增加、心肌耗氧量增加等部分抵消了它的治疗作用，此种副作用可与硝酸酯类药物合用而被抵消。

3. CCB

（1）药理作用和机制：本类药物抑制钙离子进入细胞内，也抑制心肌细胞兴奋-收缩耦联中的钙离子作用，故可抑制心肌收缩，减少心肌耗氧量。还可以扩张冠状动脉，解除冠状动脉痉挛，改善心内膜下心肌的供血；扩张周围血管，降低血压，减轻心脏负荷；降低血黏度，抗血小板聚集，改善心肌的微循环。

（2）临床应用和评价：CCB 多应用于不稳定型心绞痛发作的预防，尤其适用于变异型心绞痛，硝苯地平舌下含服也可控制急性发作，但不能预防心肌梗死的发生和改善预后。与 β 受体拮抗剂联合应用或再加用硝酸酯类药物，可有效减轻胸痛，减少近期死亡的危险。可作为治疗心肌持续性缺血的次选药物。

（3）常用 CCB：硝苯地平 10～20 mg，3 次/日，亦可舌下含服，缓释剂 30～80 mg，1 次/日；盐酸维拉帕米 80～120 mg，3 次/日，缓释剂 240 mg，1 次/日；

盐酸地尔硫草 30 ～ 90 mg，3 次 / 日；尼卡地平 10 ～ 20 mg，3 次 / 日；苯磺酸氨氯地平 5 ～ 10 mg，1 次 / 日；非洛地平 5 ～ 20 mg，1 次 / 日；尼群地平 20 mg，1 ～ 2 次 / 日。

（4）不良反应和注意事项：不良反应同前节所述。因此类药物降压作用比较明显，在用药期间应密切观察血压；与 β 受体拮抗剂合用时应警惕其对心血管的抑制效应。

4. 抗血栓药物

（1）乙酰水杨酸类制剂：可以抑制血小板在动脉粥样硬化斑块上的聚集，防止血栓形成，同时抑制血栓素 A2（TXA2）的合成，解除后者对血管的痉挛作用，可降低不稳定型心绞痛的死亡率和心肌梗死的发生率。常用阿司匹林 50 ～ 100 mg/d，口服。主要副作用是对胃肠道和凝血系统的影响，对该药过敏、消化道溃疡活动期、局部出血和出血体质者禁用。

（2）腺苷二磷酸（ADP）受体拮抗剂：通过 ADP 受体抑制血小板内钙离子的活性，并抑制血小板之间纤维蛋白原桥的形成，被认为是不稳定型心绞痛的标准治疗方案。常用盐酸噻氯匹定 250 mg，1 ～ 2 次 / 日，本品可有胃肠道反应和过敏，也可引起全血细胞减少，应定期检查血象。其新一代药物硫酸氢氯吡格雷副作用小，作用快，不需复查血常规，常用 75 mg/d。

5. 调节血脂代谢的药物

调脂药物在治疗冠状动脉粥样硬化中起着重要作用，可以改善血管内皮细胞功能，并有试验证实可使冠状动脉粥样硬化斑块消退。

（1）3- 羟 -3- 甲基戊二酰辅酶 A 还原酶抑制剂（HMG-CoA 还原酶抑制剂，他汀类药物）：主要降低胆固醇，也降低甘油三酯。HMG-CoA 还原酶是控制胆固醇合成速度关键的限速酶，他汀类药物部分结构和 HMG-CoA 相似，可特异性地拮抗 HMG-CoA 还原酶而使胆固醇合成减少。现认为他汀类药物可降低冠心病和心肌梗死的发病率和死亡率。洛伐他汀 20 ～ 40 mg，1 ～ 2 次 / 日；普伐他汀钠 10 ～ 40 mg，1 次 / 日；辛伐他汀 20 ～ 40 mg，1 次 / 日，用量从小剂量开始，常睡前口服。不良反应有胃肠道不适、肌肉酸痛、转氨酶和碱性磷酸酶升高，少数人有轻度肌酸磷酸激酶升高、皮疹等，停药后即可恢复。用药期间注意监测肝功能。胆汁淤积、肝病、肝功能异常患者，以及孕妇及哺乳期妇女禁用。

（2）贝特类药物及其衍生物：可显著降低增高的甘油三酯和较小程度地降低血胆固醇，并使高密度脂蛋白（HDL）轻度升高；也可降低血纤维蛋白原，增加纤维蛋白溶酶的活性，减少血小板的聚集性。非诺贝特 100 mg，3 次 / 日，其微粒型制剂（力平脂）200 mg/d；吉非罗齐 600 mg，2 次 / 日，其缓释剂 900 mg/d；苯扎贝特 200 mg，2 ～ 3 次 / 日，其缓释剂 400 mg/d；环丙贝特 50 ～ 100 mg/d。主要不良反应有胃肠道功能障碍、皮肤瘙痒、皮疹等，个别患者发生肌痛、肌痉挛、脱发等。肝、肾功能障碍、胆石症等胆囊疾病患者及妊娠期或哺乳期妇女禁用。用药期间定期检查肝肾功能。

总之，心绞痛的治疗必须积极消除诱发因素，采用综合疗法，必要时介入治疗。治疗的目的是增加心肌供血和减少其耗氧量，以恢复供氧和耗氧的平衡。根据各类药的适应证和禁忌证，选择合适的药物或联合用药，最大限度地改善患者的症状并降低严重心血管事件（如急性心肌梗死）的发生率和病死率。

二、常见呼吸系统疾病的药物治疗

（一）支气管哮喘

支气管哮喘是抗原性或非抗原性刺激引起的发作性的肺部过敏性疾病，是由多种细胞和细胞组分参与的气道慢性炎症性疾病。发病时由于支气管平滑肌的痉挛，伴不同程度的黏膜水肿，腺体分泌亢进。治疗哮喘的药物分为两类：支气管舒张药和抗炎药。

1. 支气管舒张药

（1）茶碱类药物：可抑制磷酸二酯酶活性，使细胞内cAMP增加，又能拮抗腺苷受体，使平滑肌细胞舒张；刺激肾上腺分泌肾上腺素，增强呼吸肌的收缩；增强气道纤毛清除功能和抗炎作用。其是目前治疗哮喘的有效药物，和糖皮质激素合用具有协同作用。常用氨茶碱，每日 6～10 mg/kg，分 3～4 次口服，用于轻中度哮喘的发作；其缓释剂可维持昼夜的血药浓度，每日用量分 1～2 次口服，可用于控制哮喘的夜间发作；静脉首次剂量 4～6 mg/kg，注射速度每分钟小于 0.25 mg/kg，维持量每小时 0.6～0.8 mg/kg，每日注射量小于 1 g，静脉用药主要用于危重患者。不良反应主要有恶心、呕吐、心律失常、血压下降及多尿，偶可兴奋呼吸中枢。应个体化用药，进行血药浓度监测，安全有效浓度为 6～15 μg/mL。合用西咪替丁、喹诺酮及大环内酯类等药物时，应减少氨茶碱的用量。

（2）β2 受体激动剂：作用于呼吸道 β2 受体，激活腺苷酸环化酶，使细胞内的环磷酸腺苷含量增加，游离的钙离子减少，从而松弛支气管平滑肌。此类药是控制哮喘发作症状的首选药物。沙丁胺醇（0.2%）气雾剂每次 1～2 喷，3～4 次/日，用于急性发作；慢性反复发作可口服 2～3 mg，每日 3 次；有夜间发作者可用缓释剂或控释剂。硫酸特布他林气雾剂每次 0.25～0.5 mg，3～4 次/日；口服 3 mg，3 次/日；缓释剂 6 mg，早晚各一次。富马酸福莫特罗气雾吸入每次 12 撤，2 次/日，6 h 内不超过 24%，24 h 不超过 72 撤；口服一次 80 μg，2～3 次/日。富马酸福莫特罗气雾的给药途径有气雾吸入、干粉吸入、雾化吸入，也可口服或静脉注射，首选吸入法。局部用药，不良反应较少，主要有头晕、心悸、肌肉震颤等。

（3）抗胆碱药：主要为胆碱能受体（M 受体）拮抗剂，可以阻断节后迷走神经兴奋性而舒张支气管，并有减少痰液分泌的作用，但作用较 β2 受体激动剂弱。作为吸入性的支气管舒张剂，其为 β2 受体激动剂的辅助药，二者有协同作用。慢性阻塞性肺病患者的副交感神经亢进，乙酰胆碱过剩，同时 β2 受体数目下调，抗胆碱药用于此类患者效果较佳。常用异丙托溴铵气雾剂，每次 25～75 μg，每日 3 次，不良反应少，主要有口干、口苦感。

2. 抗炎药

（1）糖皮质激素。

①药理作用和机制。其治疗哮喘作用机制为：a. 抗炎作用，皮质类固醇稳定溶酶体膜，抑制炎症介质的释放。b. 抗过敏作用，抑制组织胺的释放，抑制免疫过程，抑制细胞因子的生成。c. 抑制磷酸二酯酶的活性，阻止 cAMP 分解使 cAMP 升高。d. 抑制炎症细胞的迁移和活化。e. 增强平滑肌细胞 β2 受体的反应性。

②临床应用和评价：糖皮质激素是有效的治疗哮喘的药物。全身疗法应用指征有严重支气管哮喘发作或持续状态、慢性反复发作的支气管哮喘，其他平喘药不能控制、无条件或不适宜应用激素吸入剂患者。目前认为病情中度以上的哮喘患者和夜间哮喘患者均可考虑结合使用皮质激素吸入治疗。糖皮质激素亦可预防哮喘发作。

③常用的糖皮质激素制剂。a. 口服给药：醋酸泼尼松、醋酸泼尼松龙，起始时 30～60 mg/d，症状缓解后，逐渐减量至 10 mg/d，然后停用。b. 静脉用药：适合危重哮喘者。甲泼尼龙 80～160 mg/d，氢化可的松 100～400 mg/d，地塞米松 10～30 mg/d。c. 吸入制剂：丙酸倍氯米松、布地奈德、丙酸氟替卡松、糠酸莫米松等，丙酸倍氯米松或等效量的其他吸入剂 200～500 μg/d 用于轻度持续者，500～1 000 μg/d 用于中度持续者，1 000～2 000 μg/d 用于重度持续者。

④不良反应和注意事项：长期大剂量应用可使肾上腺皮质功能抑制、骨质疏松、水钠潴留、免疫力低下等，吸入剂可能引起口咽部念珠菌感染，注意清水漱口。与其他治疗哮喘的药物联合应用，应减少其用量，以减少糖皮质激素的副作用。

（2）其他抗炎药物：色甘酸钠可部分抑制免疫球蛋白 E（IgE）介导的肥大细胞释放介质。预防变应原引起的速发性或迟发性反应，以及运动或过度通气引起的支气管痉挛。色甘酸钠气雾剂 3.5～7 mg，干粉剂 20 mg，每日 3～4 次，少数患者有咽喉不适、胸闷、皮疹，妊娠者慎用。富马酸酮替芬是目前 H1 受体拮抗剂中的较强者，具有较强的抗过敏作用，对各型哮喘都有一定的预防作用，常用量为 1 mg，2 次 / 日。

总之，药物治疗哮喘的目的就是控制症状，尽可能保护患者的肺功能，维持其正常活动能力，避免药物的副作用，防止不可逆的气流阻塞，力避死亡。

（二）慢性阻塞性肺病

慢性阻塞性肺病是一种以具有不完全可逆性的气流受阻为特征的肺部疾病，呈进行性发展，主要症状有慢性咳嗽、咳痰、气促和喘息等。在急性加重期的药物治疗有祛痰药、抗生素，适当镇咳，并发呼吸衰竭时可考虑应用呼吸兴奋剂。

1. 祛痰药

慢性阻塞性肺病部分患者痰稠，容易形成痰栓，从而诱发感染或使炎症迁延不愈，加重病情。祛痰药使痰液变稀、黏度降低，加速呼吸道黏膜纤毛运动，促进黏痰排出，减少对呼吸道黏膜的刺激，间接起到止咳、平喘作用，也有利于防止继发感染。服用祛痰药是此病治疗的主要措施之一。

（1）胰蛋白酶：雾化吸入后可裂解黏蛋白、纤维蛋白和坏死组织，有很好的疗效。常用量2.5万～12.5万单位溶于生理盐水5 mL，雾化吸入。个别患者有荨麻疹、轻度恶心、头晕等不良反应，偶有过敏反应，雾化吸入可有呼吸道刺激症状。凝血功能异常、肝肾功能不全者和有出血倾向者慎用或禁用。

（2）沙雷肽酶：对纤维蛋白、纤维蛋白原有很强的溶解能力，具有促进痰液、脓液溶解与排泄的作用，还具有抗炎症作用。主要用于痰液不易咳出者。口服，每次5～10 mg，3次/日。偶见腹泻、食欲不振、胃部不适、恶心、呕吐、鼻出血和血痰等。凝血功能异常、肝肾功能不全者慎用。

（3）乙酰半胱氨酸：黏痰溶解剂，具有较强的黏痰溶解作用，降低痰的黏滞性，并使之液化，也可使脓性痰中的DNA纤维断裂，故不仅能溶解白色黏痰，还能溶解脓性痰。每次300 mg，3次/日。由于应用本品时呼吸道可产生大量痰液，需用吸痰器吸引排痰。可引起呛咳、支气管痉挛、恶心、呕吐等不良反应。支气管哮喘者禁用。

（4）盐酸溴己新及盐酸氨溴索：溴己新为半合成的鸭嘴花碱衍生物，氨溴索为前者的有效代谢物。二者可使痰中的黏多糖纤维素或黏蛋白裂解，降低痰液黏度；还作用于气管、支气管腺体细胞分泌黏滞性较低的小分子黏蛋白，改善分泌的流变学特性和抑制黏多糖合成，使黏痰减少，从而稀释痰液，使其易于咳出。盐酸溴己新口服每次8～16 mg，3次/日。盐酸氨溴索口服30 mg，3次/日，静脉滴注10 mg/kg，2次/日。偶有恶心、胃部不适，减量或停药后可消失。胃炎或胃溃疡患者慎用。

2. 镇咳药

慢性阻塞性肺病患者有严重、剧烈、频繁咳嗽时，才能应用镇咳药进行对症治疗，且应与祛痰药合用，较少单独应用。同时应确定引起咳嗽的原因，并积极对因治疗，如控制感染、消除炎症等。其分为中枢性镇咳药和外周性镇咳药两类。

（1）中枢性镇咳药。

①可待因：能直接抑制延髓的咳嗽中枢，止咳作用迅速而强大，疗效可靠，为临床上最常用的镇咳药。口服，每次15～30 mg，3次/日。本品属麻醉药物，有成瘾性，不能长期应用，亦可产生耐受性。多痰患者禁用，以防因抑制咳嗽反射，使大量痰液阻塞呼吸道，继发感染而加重病情。偶有恶心、呕吐、眩晕、便秘等不良反应。

②氢溴酸右美沙芬：镇咳作用和可待因近似或稍强，常口服10～20 mg，3～4次/日。无成瘾性，治疗量不会引起呼吸抑制，偶有头晕、食欲缺乏。

③枸橼酸喷托维林：对咳嗽中枢有选择性抑制作用，尚有轻度的阿托品样作用和局麻作用，大剂量对支气管平滑肌有解痉作用，本品兼有中枢性和周围性镇咳作用。口服25 mg，3～4次/日。偶有轻度头晕、口干、恶心、腹胀、便秘等不良反应。青光眼及心功能不全伴有肺淤血的患者忌用，宜与祛痰药合用。

（2）外周性镇咳药。

①磷酸苯丙哌林：非麻醉性镇咳药，具有较强镇咳作用，其作用较可待因强 2～4 倍，因阻断肺 - 胸膜的牵张感受器产生的肺 - 迷走神经反射而镇咳。本品不抑制呼吸，无耐受性及成瘾性。口服，每次 20 mg，3 次 / 日。偶有口干、食欲缺乏、乏力、头晕和药疹等不良反应。

②苯佐那酯：镇咳作用强度略低于可待因，但不抑制呼吸。口服 50～100 mg，3 次 / 日。可引起嗜睡、恶心、眩晕、胸部紧迫感和麻木感、皮疹等不良反应。

③中药甘草的复方制剂：具有黏膜保护性的镇咳药，口服后可在发炎的咽黏膜表面形成薄膜，减轻咳嗽对局部感觉神经末梢的刺激，从而发挥镇咳作用。

3. 呼吸兴奋剂

在慢性阻塞性肺病并发呼吸衰竭时，在保持气道通畅和吸氧的基础上，可适当谨慎地应用呼吸兴奋剂。呼吸兴奋剂可用于预防氧气疗法因解除氧刺激而发生的呼吸抑制和肺泡低通气现象。

（1）尼可刹米（可拉明）：能直接兴奋延髓呼吸中枢和通过刺激颈动脉体化学感受器而反射性地兴奋呼吸中枢，从而使呼吸加深、加快；同时能够提高对 CO_2 的敏感性。常静脉给药 5～10 mg/kg，稀释后缓慢静脉注射，必要时可重复给药，也可肌内注射。治疗剂量小时可有面部刺激征、精神异常、肌肉抽搐、呕吐等反应，剂量大时可有惊厥。

（2）盐酸洛贝林（山梗菜碱）：本品可通过刺激颈动脉体和主动脉体的化学感受器来反射性地兴奋呼吸中枢。作用弱、持续时间短暂、安全范围较大。肌内注射，每次 3～10 mg；静脉缓慢注射，每次 3 mg；必要时可 30 min 后重复给药。大剂量可引起心动过速、传导阻滞、呼吸抑制，甚至惊厥。

总之，慢性阻塞性肺病的治疗必须采取综合措施，包括积极戒烟、应用平喘药（原则同本节前面所述）、坚持家庭长期氧疗、合并感染时根据病原菌类型和药敏试验选择合适的抗生素、适当的对症处理等，防止或逆转肺功能的减退，防治其并发症，预防病情的恶化。

三、常见消化系统疾病的药物治疗

（一）消化性溃疡

消化性溃疡在临床上包括胃溃疡和十二指肠溃疡，其发病是由攻击因素和黏膜的保护因素失去平衡所致。药物治疗旨在消除或减弱侵袭因素，恢复或增强防卫因素。

1. 抗酸剂

抗酸剂的主要作用是中和胃酸，减弱或解除胃酸对溃疡面的刺激和腐蚀作用。常用的有氢氧化铝、氢氧化镁等，常制成复方制剂，以避免其不良反应。例如：复方氢氧化铝（氢氧化铝、二硅酸镁、颠茄浸膏），2～4 片，3 次 / 日；复方铝酸铋（铝酸铋、甘草浸膏、碳酸镁、碳酸氢钠、弗朗鼠李皮）1～2片，3次/日。铝碳酸镁为新一代抗酸药（铝镁复盐），作用迅速、持久，含铝镁化合物，可抵消便秘和腹泻等副作用，常用1～2片，3～4次/日，肾功能不全者避免长期服用。

2. 抑制胃酸分泌药

（1）组胺H2受体拮抗剂：外源性或内源性组胺作用于壁细胞膜上的H2受体，促使胃酸分泌增加。H2受体拮抗剂选择性阻断此作用，使胃酸分泌减少。西咪替丁口服0.4 g，早晚各一次或睡前一次顿服，对十二指肠溃疡的治疗需用4～8周，胃溃疡需8～12周，副作用主要有恶心、呕吐、便秘或腹泻、肝肾损害、性功能减退等，偶有对骨髓的抑制作用和对肝细胞色素P450酶的抑制，用药期间注意检查血常规。盐酸雷尼替丁作用比西咪替丁强5～8倍，口服150 mg，每日2次或睡前一次顿服，副作用小而安全，本品对内分泌等激素的影响较少见。法莫替丁作用强度比盐酸雷尼替丁大6～10倍，作用时间长，对胃酸分泌抑制作用能维持12 h以上，口服20 mg，每日2次或睡前一次顿服，偶见皮疹、白细胞下降，有头昏、便秘、腹泻等副作用。尼扎替丁与法莫替丁同为第三代H1受体拮抗剂，作用近似，每次150 mg，一日2次或睡前顿服，有贫血、荨麻疹、出汗等副作用。

（2）质子泵抑制剂。

①奥美拉唑是第一种用于临床的质子泵抑制剂。因为其为弱碱性，所以很快就被吸收到壁细胞分泌小管的高酸环境中与酸结合，形成有活性的次磺酰胺，与质子泵两个-SH发生不可逆的结合，抑制酶的活性，从而导致酸分泌被抑制。该剂抑酸作用强，止痛速度快，效果好。常用量每次20 mg，1次/日，4周溃疡愈合率81%；静脉注射40 mg/d，对消化性溃疡出血的治疗有显著疗效。不良反应主要为恶心、胀气、腹泻、便秘、上腹痛等；皮疹和胆红素升高也有发生，一般是短暂轻微的。

②兰索拉唑对乙醇性胃黏膜损伤及以酸分泌亢进为主要原因的十二指肠溃疡具有优于法莫替丁或奥美拉唑的作用。口服每次30 mg，1次/日，于清晨口服。十二指肠溃疡疗程4周，胃溃疡疗程4～6周。不良反应有轻度头痛、头晕、嗜睡、腹泻、皮疹、皮肤瘙痒等。

③泮托拉唑为新型的质子泵抑制剂，具有高选择性、生物利用度高、与其他药物少有相互作用等特点。常用40 mg/d，1次/日，治疗胃溃疡4周愈合率为88%。不良反应发生率为1.1%，偶可引起头痛和腹泻，极少引起恶心、上腹痛、腹胀、皮疹、皮肤瘙痒及头晕。

④雷贝拉唑为新一代的质子泵抑制剂，抑酸作用强于奥美拉唑，与其他质子泵抑制剂一样，对幽门螺杆菌具有明显的体外抗菌活性，与抗生素同时配合使用时，可有效消除幽门螺杆菌感染。用于治疗胃、十二指肠溃疡，每日20 mg。

3. 黏膜保护药

长期以来，对溃疡病研究的重点为对胃酸的抑制。对于溃疡病的机制，目前的研究着重于攻击因素和保护因素两者之间的不平衡，后来开始重视黏膜屏障、细胞保护因子、胃和十二指肠局部血液循环等抗溃疡因素的研究。

（1）硫糖铝：具有 8 个硫酸根的蔗糖碱性铝盐。在胃的酸性条件下，解离为 $[Al(OH)_5]^+$ 和八硫酸蔗糖。前者能与胃蛋白酶络合，抑制该酶分解蛋白质；后者能聚合成黏滞糊状物，它能与溃疡面渗出的带正电荷的蛋白质结合，形成保护膜。本品对胃溃疡和十二指肠溃疡的治疗都有效，空腹口服每次 1.0 g，4 次 / 日。偶有便秘，个别患者可出现口干、恶心、胃痛等，可适当与抗胆碱药合用。肾功能衰竭者慎用。

（2）米索前列醇（喜克馈）：可以刺激胃黏液分泌，使黏液层增厚；还可增加碳酸氢盐的分泌，增加胃黏膜血流量，加强胃黏膜屏障，防止胃酸侵入。常用剂量为 200 μg，每日 4 次，或 400 μg，每日 2 次，餐前和睡前服。主要有腹泻、消化不良、恶心、呕吐、皮肤瘙痒、眩晕等不良反应。

（3）枸橼酸铋钾：在酸性条件下，本品与溃疡面上的蛋白质发生络合作用而凝结成保护性薄膜，从而隔绝胃酸、酶及食物对溃疡黏膜的侵蚀作用，促进溃疡组织的修复和愈合；还能与胃蛋白酶发生螯合作用，从而使其失活；能促进黏液及前列腺素的分泌；还有抗幽门螺杆菌的作用，对胃、十二指肠溃疡和胃炎都有效。常用 120 mg，4 次 / 日，饭前半小时和睡前服用，疗程 2 ～ 4 周。服药期间口中可能带有氨味，舌、粪黑染；可出现恶心等消化道症状。严重肾病者禁用，服药期间不得服用其他含铋制剂。

（4）替普瑞酮：一种萜烯类物质，具有组织修复作用，能加速胃黏膜及胃黏液层中主要的黏膜修复因子（高分子糖蛋白）的合成，提高黏液中的磷脂质浓度，从而提高黏膜的防御功能。同时，能提高胃黏膜中前列腺素的生物合成能力，改善胃黏膜血流。常用 50 mg，3 次 / 日，饭后口服。偶见便秘、腹痛、腹泻、口干、恶心、皮疹、瘙痒等不良反应，可见转氨酶轻度升高。孕妇慎用。

4. 根除幽门螺杆菌（HP）的治疗

对于 HP 感染参与的消化性溃疡，根除 HP 不仅可以促进溃疡愈合，而且可预防溃疡复发，从而治愈溃疡。因此，凡有 HP 感染的消化性溃疡，无论初发或复发、活动或静止、有无并发症，均应给予根除幽门螺杆菌的治疗。目前推荐以胶体铋或质子泵抑制剂为基础，加上 2 种抗生素的三联治疗方案：质子泵抑制剂（常规剂量）或枸橼酸铋钾（480 mg/d）任选 1 种，克拉霉素（500 ～ 1 000 mg/d）或阿莫西林（2 000 mg/d）或甲硝唑（800 mg/d）任选 2 种，上述剂量分 2 次口服，疗程 7 d。选药时尽量选择疗效好、副作用轻微、服用方便的药物。

（二）肝脏疾病的药物治疗

肝病的治疗包括病因的去除、肝功能和结构的改善或修复、各种病理生理状态的纠正及改善和缓解临床症状。但目前尚无更多特效药物可明显减轻肝脏的损伤、坏死或促进肝细胞的再生，多数药物仅能起到辅助和对症处理的作用。

1. 抗病毒药

（1）干扰素：干扰素实际上是病毒进入机体后诱导宿主细胞产生的反应物质，它从细胞内释放出来后，诱导未受病毒感染的宿主细胞产生 2'-5'- 寡腺苷酸合成酶和蛋白激酶，经一系列生化反应，促使病毒的 mRNA 降解和抑制病毒蛋白的合成，从而起到抑制病毒复制的作用。主要用于有病毒复制客观证据的乙肝患者和丙型肝炎患者。剂量为 100 万～ 300 万 IU，每周 2 次，6 个月为 1 疗程。乙肝患者有 40 %～ 60 % 血清病毒复制标志消失，丙肝患者有 30 %～ 50 % 的缓解率。常见的不良反应为发热、疲乏、肌痛、头痛、食欲减退等感冒样症状，停药后均能恢复。

（2）拉米夫定：核苷类抗病毒药，在体内代谢生成其活性产物拉米夫定三磷酸盐，后者掺入病毒 DNA 链，阻断病毒 DNA 的合成。主要用于有病毒复制客观证据的乙肝患者。成人 0.1 g，1 次 / 日。疗程根据病情恢复情况而定，显效患者继续用药 3 ～ 6 月，经复查仍为显效者，可停药观察。对拉米夫定和本品中其他成分过敏者禁用。治疗期间应对患者的临床情况及病毒学指标进行定期检查。少数患者停止使用本品后，肝炎病情可能加重。妊娠最初三个月的患者不宜使用本品。

（3）阿糖腺苷：嘧啶同型物，对 DNA 病毒有显著抑制作用，对 RNA 病毒无作用。主要用于有 HBV 复制的慢性乙型肝炎。剂量为每天 10 mg/kg，共 7 d，继以每天 7.5 mg/kg，共 14 d。1 ～ 2 周后，再用 1 个疗程。应用 2 周可明显抑制病毒的复制，但疗效不持久。该药不良反应较多，有消化道症状及骨髓抑制，大剂量可致免疫抑制和中枢神经系统反应，血转氨酶升高。妊娠初期者禁用。

2. 辅助用药

（1）水飞蓟宾（益肝灵）：一种黄酮类化合物，具有保护肝酶系统活力、增强解毒能力、稳定肝细胞膜、促进肝细胞再生的作用，对患者的症状、体征、肝功能均有明显改善。适用于慢性迁延性肝炎、慢性活动性肝炎、早期肝硬化和肝中毒。口服每次 77 mg，3 次 / 日，3 个月为 1 个疗程。偶有头晕和恶心。

（2）联苯双酯：中药五味子提取物，能维护肝细胞膜完整，减轻毒物对肝细胞的损害，有明显的降氨基转移酶作用，并可改善肝炎之肝区痛、乏力、腹胀等主要症状。口服每次 25 mg，3 次 / 日。本品不良反应轻微，可有轻度恶心。亦有报道称本品在治疗中导致黄疸及病情恶化，应引起注意。

（3）强力宁：能使血中 γ- 干扰素增加，减轻肝细胞变性坏死、促进肝细胞再生，并有解毒、抗炎等作用。主要用于慢性迁延性肝炎、慢性活动性肝炎、肝中毒、早期肝硬化等的治疗。静脉滴注 40 ～ 80 mL 加入 10 % 葡萄糖注射液（250 ～ 500 mL），1 次 / 日。个别患者偶见胸闷、口渴、低血钾或血压升高，一般停药后即消失。长期应用，应监测血钾、血压等变化。

（4）其他：葡醛内酯（肝泰乐）能使肝糖原增加，脂肪贮量减少，多用于急慢性肝炎、肝硬化。口服 0.1 ～ 0.2 g，3 次 / 日；肌内注射或静脉注射 0.1 ～ 0.2 g，1 ～ 2 次 / 日。

辅酶 A 为体内乙酰化反应辅酶，参与糖、脂肪和蛋白的代谢，可作为肝炎的辅助用药。静脉滴注 50 ～ 100 单位，疗程 7 ～ 14 d。

病毒性肝炎的治疗，如有抗病毒的指征和药物适应证，根据病情和经济情况可考虑抗病毒治疗，适当应用辅助治疗药物，但杜绝多而乱，以免加重肝脏的负担，导致疾病进一步恶化。尽管无较多的肝病特效药，但注意合理、规范用药，可以较好地提高肝病患者的生活质量。

四、其他系统常见疾病的药物治疗

（一）糖尿病的药物治疗

糖尿病是由遗传和环境因子的相互作用引起的一种综合征，为一种常见的内分泌代谢障碍疾病。糖尿病的各种药物治疗措施必须在健康教育、合理饮食、适当锻炼、自我监测血糖的基础上进行。

1. 口服降糖药

（1）磺脲类药物：本类药不仅有刺激胰岛素分泌的作用，还有解除受体后抵抗的作用。主要适用于 2 型糖尿病，以及单用饮食控制无效的轻、中型患者。不宜服用此类降糖药的情况：1 型糖尿病；妊娠期妇女、哺乳期妇女；肝、肾功能不全者；糖尿病患者发生严重感染、急性心肌梗死、严重创伤、手术期间等应激反应时；糖尿病患者急性代谢紊乱（酮症酸中毒或高渗性昏迷）；糖尿病性视网膜病变、神经病变及肾病病情发展迅速者。根据各药的特点和病情，应选择不同的药物和剂量（表 1-1），一般在三餐前服用。主要不良反应有：恶心、纳差、腹痛及腹泻等胃肠道反应；皮疹、药热等过敏反应；低血糖反应。偶有血液系统反应，如白细胞和血小板减少。

表 1-1　常用磺脲类降糖药

名称	剂量 /mg	剂量范围 /（mg/d）	每天服药次数 / 次	作用时间 /h	肾脏排泄 /%
第一代					
甲苯磺丁脲	500.0	500.00 ～ 3 000.00	2 ～ 3	6 ～ 12	
氯磺丙脲	250.0	100.00 ～ 500.00	1	30 ～ 60	
第二代					
格列本脲	2.5 ～ 5.0	1.25 ～ 20.00	1 ～ 2	16 ～ 24	50
格列吡嗪	5.0	2.50 ～ 30.00	1 ～ 2	12 ～ 24	89
格列齐特	80.0	40.00 ～ 240.00	1 ～ 2	12 ～ 24	80
格列波脲	25.0	12.50 ～ 100.00	1 ～ 2	12 ～ 24	70
格列喹酮	30.0	30.00 ～ 180.00	1 ～ 2	5	
格列美脲	1.0	1.00 ～ 8.00	1	10 ～ 20	1

（2）双胍类药物：本类药对糖尿病患者的降血糖作用明显，但对健康人几乎无作用。

其可促进脂肪组织摄取葡萄糖；增加肌肉组织内的无氧酵解，抑制细胞内的氧化过程；妨碍葡萄糖在肠内的吸收，从而使血糖下降；减少肝细胞糖异生作用。适应证为 2 型糖尿病，尤其是肥胖患者。与磺脲类降血糖药合用可以提高作用，可降低胰岛素的用量。常用剂量为：盐酸二甲双胍 500 ～ 1 500 mg/d，分 3 次给药；盐酸苯乙双胍（降糖灵）50 ～ 150 mg/d，分 3 次给药。后者已少用。主要不良反应为消化道反应。

（3）α- 葡萄糖苷酶抑制剂（AGI）：食物中淀粉、糊精和二糖的吸收需要小肠黏膜刷状缘的 α- 葡萄糖苷酶，AGI 能抑制此酶而延长碳水化合物的吸收，降低餐后的高血糖，尤其适用于空腹血糖正常或不太高而餐后血糖明显升高者。可单独应用或与其他口服降糖药合用。阿卡波糖 50 mg，3 次 / 日；伏格列波糖 0.2 μg，3 次 / 日，在进食第一口饭后服用。腹胀、排气增多、腹泻为其常见的副作用。妊娠或哺乳期妇女慎用。

（4）胰岛素增敏剂：主要是噻唑烷二酮类药物（格列酮类药物），通过结合和活化过氧化物酶体增殖物激活受体（PPAR γ）起作用，PPAR γ 被激活后诱导脂肪生成酶与糖代谢调节相关蛋白的表达，促进脂肪细胞和其他细胞的分化，并提高细胞对胰岛素作用的敏感性，减轻胰岛素抵抗。主要用于 2 型糖尿病，尤其胰岛素抵抗明显者。常用剂量为：罗格列酮 4 ～ 8 mg/d，1 ～ 2 次 / 日；盐酸吡格列酮 15 ～ 30 mg/d，1 次 / 日。主要不良反应为水肿，心力衰竭或肝病患者禁用或慎用。

2. 胰岛素制剂

（1）药理作用和机制：胰岛素是胰腺 B 细胞分泌的酸性蛋白质，可促进葡萄糖对细胞膜的主动转运，加速葡萄糖的氧化和酵解，促进糖原合成，抑制糖原分解和异生，从而降低血糖。胰岛素具有强大的抗脂肪分解作用，能增加氨基酸的转运，促进其合成，抑制其分解，同时具有促进细胞生长的作用。

（2）临床应用和评价：主要适用于 1 型糖尿病、2 型糖尿病经口服药物控制无效或并发急性代谢紊乱（如酮症酸中毒、非酮性高渗性昏迷等）或严重并发症（肾病变、心血管病变、视网膜病变、慢性或急性重症感染）、糖尿病患者大手术前后、妊娠及分娩、继发性糖尿病。

（3）常用的胰岛素制剂和用法：应根据病情和各类胰岛素的代谢特点选择合适的剂型和用量。常用各种胰岛素制剂的特点见表 1-2。并发急性代谢紊乱使用速效制剂；应激状态（手术、分娩、严重感染）使用速效制剂；每日胰岛素用量大于 30 U 者用速效制剂；每日胰岛素用量 20 ～ 30 U 者用中效制剂；每日胰岛素用量小于 20 U 者用长效制剂。各种胰岛素制剂如需皮下注射，均须在餐前使用；如需每日 3 次，早餐前用量最大，中餐前次之或与晚餐前均等；中效及长效制剂如每日 1 次，应于早餐前使用。伴急性代谢障碍者可静脉滴注，一般 2 ～ 4 g 葡萄糖注射短效胰岛素 1 U。

表 1-2 各种胰岛素制剂的特点

类型	制剂	给药时间	作用时间 /h			备注
			开始	高峰	维持	
短效	胰岛素	餐前 0.5 h，3 ～ 4 次 / 日	0.5 ～ 1.0	0.5	2.0	用于急救和重型
中效	低精蛋白胰岛素	餐前 0.5 h，1 ～ 2 次 / 日	2.0 ～ 4.0	8.0 ～ 12.0	18.0 ～ 24.0	用于血糖波动大者
	珠蛋白锌胰岛素	餐前 1.0 h，1 ～ 2 次 / 日	2.0 ～ 4.0	6.0 ～ 10.0	12.0 ～ 18.0	
长效	精蛋白锌胰岛素	餐前 1.0 h，1 次 / 日	3.0 ～ 6.0	16.0 ～ 20.0	24.0 ～ 36.0	
	特慢胰岛素	早餐前 0.5 ～ 1.0 h，1 次 / 日	4.0 ～ 6.0	16.0 ～ 18.0	30.0 ～ 36.0	

（4）不良反应和注意事项：过敏反应发生率低，较轻微，偶有休克，多由其中杂质所致，随着高纯度制剂的开发和重组人胰岛素的应用，上述现象很少发生；低血糖反应最常见，多由胰岛素过量所致，应随时备用高糖食物，重者可静脉注射葡萄糖；应用超过常用量的胰岛素后，未出现明显的低血糖反应，即发生了胰岛素耐受，通常将每日量大于 200 U 的情况称为胰岛素耐受，急性耐受常由应激引起，慢性耐受和胰岛素抗体的产生有关；其他尚有一过性的视力模糊及胰岛素性水肿。

对于糖尿病患者，应强调早期治疗、长期治疗、综合治疗、个体化治疗的原则。只有注意饮食控制、采取运动疗法、进行血糖监测、进行药物治疗和糖尿病教育，才能更好地提高患者的生活质量。

（二）缺血性脑血管病的药物治疗

缺血性脑血管病包括血栓形成、脑栓塞和短暂性脑缺血发作。下面概述缺血性脑血管病的药物治疗，包括改善缺血区的血液供应、血液稀释疗法、治疗脑水肿及神经保护治疗。

1. 改善缺血区的血液供应

改善缺血区血液供应，可阻断脑梗死病理过程。此类药物有抗血小板药、抗凝血药、纤维蛋白溶解药、钙通道阻滞剂、血管舒张剂等。

（1）抗血小板药：血小板不仅在动脉粥样硬化的形成过程中起重要作用，且对缺血性脑血管病的发展及预后有着十分重要的影响。

（2）CCB：此类药不仅改善脑血管疾病引起的脑缺血，且对神经元有直接保护作用。尼莫地平为亲脂性钙离子拮抗剂，可选择性扩张脑血管。其在治疗急性缺血性脑血管病时用量为 120 mg/d，分 3 次口服；对于慢性脑血管病用量为 40 ～ 60 mg/d，2 ～ 3 次口服。可引起血压下降，少数患者有头晕、嗜睡、皮疹和胃肠道反应，严重脑水肿和颅内高压者慎用。盐酸氟桂利嗪（西比灵）可选择性扩张脑血管，特别对椎基底动脉和颈内动脉供血不足所引起的疾病效果较好。常用量为每次 5 mg，每日 1 ～ 2 次或睡前 10 mg 顿服。副作用小，多为嗜睡、乏力、口干，颅内高压者慎用。

（3）其他药物：川芎嗪为川芎的主要成分，具有抗血小板聚集作用，并对已聚集的血小板有解聚作用，对小动脉有扩张作用，有抗血栓形成及溶栓作用。静脉滴注，每次40～120 mg，用葡萄糖、生理盐水及低分子右旋糖酐注射液稀释（250～500 mL），10～15 d 为 1 个疗程。另外还包括一些静脉溶栓药物，如链激酶和尿激酶等。

2. 血液稀释疗法

红细胞浓度与血液黏滞度有关。血液稀释疗法通过稀释红细胞来降低血液黏度，理想的血细胞比容为30%～32%，血液稀释疗法有高容积（扩容剂）及等容积（放血或补液）法，常用扩容剂。低分子右旋糖酐（分子量2万～4万）溶液500～1 000 mL 静脉输注，常加中药复方丹参或川芎嗪注射液，7～14 d 为 1 个疗程。本法可增加脑血流量，也可增加颅内压。

3. 治疗脑水肿

缺血性脑血管病所致的脑水肿多属细胞毒性和血管性脑水肿的混合型，多始于发病后6 h，3～4 d 达高峰，2～3 周逐渐消退。如不及时治疗，有可能发生脑疝，危及生命。药物是控制脑水肿的重要措施之一。

（1）甘露醇：渗透性脱水剂，本品不透过血 - 脑屏障，静脉注射后血浆渗透压升高，使组织细胞内水分向血浆转移，从而减少脑脊液，降低颅内压，同时还具有清除氧自由基的作用。静脉滴注，每次每千克体重1～2 g，一般用20% 注射液 250 mL，45～60 min 滴完，视病情调整用量。注射过快，可产生一过性头痛、视力模糊、头晕、畏寒及注射部位疼痛。颅内出血、心功能不全者慎用。

（2）甘油果糖系渗透性脱水剂：果糖可促进脑代谢的改善，可使脑水肿消失及脑血流获得改善的效果。250～500 mL 注射液缓慢静脉滴注，1～2 次 / 日，疗程1～2 周。可出现高钠血症、低钾血症、头痛、恶心、口渴等不良反应。遗传性果糖不耐受患者禁用，心力衰竭、肾功能障碍、尿崩症、糖尿病患者及高龄者慎用。

（3）其他：通过利尿脱水减轻脑水肿，常用呋塞米（速尿）每次40 mg，常与甘露醇交替应用，详见本章前面所述。肾上腺皮质激素可降低毛细血管的通透性和改善血 - 脑屏障功能，同时可抑制细胞膜的过氧化反应，可以减轻脑缺血损伤。地塞米松静脉滴注或肌内注射，每天10～20 mg。

4. 神经保护治疗

脑细胞的正常代谢是保证脑功能正常的首要条件，如脑代谢失调或不足，就会引起一系列脑部疾病。下面介绍几种有利于改善脑代谢的药物。

（1）脑蛋白水解提取物是无蛋白质的标准化器官特异性氨基酸混合物的水溶液，含85% 人体必需的自由氨基酸和15% 以低分子肽形式存在的结合氨基酸。肌内注射，2～5 mL，1 次 / 日；或10～30 mL 于 500 mL 葡萄糖注射液或生理盐水中静脉滴注，1 次 / 日，10～15 d 为 1 个疗程。严重的肾功能障碍者禁用，已证实对本品过敏者慎用。

（2）胞磷胆碱系卵磷脂合成的主要辅酶，可改善意识状态；在病理状态下可提高颈动脉血流量，改善脑循环；对脑损伤部位的线粒体呼吸功能有调节作用，并明显提高摄氧量；尚具有催醒作用。每日 500～1 000 mg 加入 5% 葡萄糖注射液 500 mL 静脉滴注。偶见胃肠道反应、肝功能异常、复视等，严重颅内损伤或活动性颅内出血者慎用。

（3）吡拉西坦（脑复康）有激活、保护、修复大脑神经细胞的作用，从而促进脑功能恢复，易透过血 - 脑屏障及胎盘，在体内不被代谢，以原型经肾排泄。每次口服 0.4～0.8 g，2～3 次 / 日，疗程 6 周。

缺血性脑血管性疾病的治疗应采取综合的治疗措施，包括药物治疗的个体化方案、加强护理、防治并发疾病、康复治疗及根据病因和病情采取针对性的措施，恢复期积极进行认知功能、语言训练和肢体运动功能的恢复治疗，最大限度地减少后遗症。

第五节　特殊人群的合理用药

一、孕妇、哺乳期妇女的合理用药

（一）妊娠期用药的安全性

孕妇难免使用药物。据统计，妊娠期用药的妇女高达 80%。

1. 妊娠期用药的分级

针对妊娠期用药的安全性分级，美国食品药品监督管理局将药物分为 A、B、C、D、X 五级。

（1）A 级药物：在有对照组的早期妊娠妇女中未显示对胎儿有危险，并在中、晚期妊娠中亦无危险的证据，可能对胎儿的伤害极小。

维生素属于此类药物，如维生素 B、维生素 C、叶酸等。

值得注意的是，维生素 A 在正常剂量范围里安全性是 A 级，大剂量（每日 2 万 IU 剂量，可致畸）即转为 X 级。

（2）B 级药物：在动物生殖试验中并未显示对胎儿有危险性，无孕妇的对照组；或对动物生殖试验显示有副反应，但在早孕妇女的对照组中并不能肯定其副反应，并在中、晚期妊娠亦无危险的证据。

B 级药物包括青霉素类、头孢菌素类，以及盐酸林可霉素、克林霉素、红霉素、阿奇霉素、乙胺丁醇、非甾体抗炎药（吲哚美辛、双氯芬酸、布洛芬）、地高辛、毛花苷 C 和醋酸泼尼松等药物。

（3）C 级药物：在动物的研究中证实对胎儿有副反应，如致畸或使胚胎致死等，但在妇女中无对照组或在妇女和动物研究中无可以利用的资料。药物仅在权衡对胎儿的利大于弊时给予。

C 级药物较多，包括对氨基水杨酸钠、异烟肼、抗病毒药（阿昔洛韦、齐多夫定）、镇静剂（乙琥胺、苯巴比妥、戊巴比妥）、拟胆碱药、抗胆碱药、血管活性药（肾上腺素、麻黄碱、多巴胺)、降压药(甲基多巴、盐酸哌唑嗪)、利尿剂(呋塞米、甘露醇)和糖皮质激素(倍他米松、地塞米松)等。

阿司匹林小剂量使用时安全性为 C 级,长期大剂量服用时因对胎儿有损害而转为 D 级。

C 级药物的安全性仍需要等待更多的临床研究予以证实,所以 C 级药物的使用要谨慎,如果有可以替代的药物则选用替代药物,否则在权衡利弊后,向患者或患者家属告知该药的安全性。

(4) D 级药物:对人类胎儿的危险有肯定的证据。孕妇面临生命垂危或疾病严重而无更安全的药物的情况下才可使用。

妊娠期特别是在妊娠早期尽可能不用 D 级药物。例如,四环素类药物破坏胎儿牙釉质,氨基糖苷类药物可能损伤第八对颅神经而使胎儿听力丧失,甲氨蝶呤可引起绒毛坏死而导致孕妇流产。

四环素类、氨基糖苷类药物、大部分抗肿瘤药(甲氨蝶呤、顺铂、5- 氟尿嘧啶)、镇静催眠药(地西泮、氯氮平、甲丙氨酯、奥沙西泮)、利尿剂(氢氯噻嗪、依他尼酸)均属于 D 级药物。

(5) X 级药物:在动物或人的研究中已证实可使胎儿异常,或基于人类的经验获知其对胎儿有危险。通常该类药物对孕妇的危险明显大于获益。该类药物禁用于已妊娠或将妊娠的妇女。

他汀类降脂药、利巴韦林、沙利度胺、己烯雌酚、维 A 酸和镇静剂(氟西泮、氟硝西泮)等均属 X 级药物。

X 级药物并不多,但致畸率高,或对胎儿危害很大。例如,沙利度胺会导致海豹胎,己烯雌酚会导致阴道腺癌,故孕妇禁用 X 级药物。

2. 妊娠期用药注意事项

(1)妊娠期用药,在单独用药有效的情况下要避免联合用药,并尽可能选择 B 级药物。

(2)妊娠期的疾病治疗既要考虑胎儿风险,又要兼顾孕妇疾病的痛苦。

(3)不仅要注意药物致畸,还要注意到其他各种致畸的可能性,在用药时应对患者认真解释。

(4)要注意孕早期是胎儿身体各部分及器官的分化阶段,药物致畸容易发生在此阶段。虽然中、晚期妊娠用药的安全性有所增加,但某些药物如乙醇,对胎儿神经系统的危害贯穿妊娠整个阶段。

(二)孕妇、哺乳期妇女对抗菌药物的应用

1. 妊娠期患者对抗菌药物的应用

妊娠期抗菌药物的应用需考虑药物对母体和胎儿两方面的影响。

（1）对胎儿有致畸或明显毒性作用者，如喹诺酮类、氨基糖苷类抗菌药物，孕妇禁用。

（2）对母体和胎儿均有毒性作用者，如氨基糖苷类、四环素类药物等，妊娠期应避免应用。但在有明确应用指征，经权衡利弊，用药时患者的受益大于可能的风险时，也可在严密观察下使用。氨基糖苷类等抗菌药物在有条件时应进行血药浓度监测。

（3）药物毒性低，对胎儿及母体均无明显影响，也无致畸作用者，妊娠期感染时可选用。如青霉素类、头孢菌素类等 β-内酰胺类抗菌药物。

2. 哺乳期患者对抗菌药物的应用

哺乳期患者接受抗菌药物后，某些药物可随乳汁分泌。通常母乳中药物含量不高，不超过哺乳期患者每日用药量的 1%；少数药物乳汁中分泌量较高，如喹诺酮类、四环素类、大环内酯类药物和氯霉素、磺胺甲噁唑、甲氧苄啶、甲硝唑等。

青霉素类、头孢菌素类等 β-内酰胺类和氨基糖苷类抗生素等在乳汁中含量低。然而，无论乳汁中药物浓度如何，均存在对乳儿的潜在影响，并可能出现不良反应，如氨基糖苷类药物可导致乳儿听力减退，氯霉素可致乳儿骨髓抑制，磺胺甲噁唑等可致乳儿核黄疸和溶血性贫血，四环素类药物可致乳儿牙齿黄染，青霉素类药物可致乳儿出现过敏反应等。因此，治疗哺乳期患者时应避免用氨基糖苷类、喹诺酮类、四环素类、氯霉素类、磺胺类等药物。

（三）孕妇、哺乳期妇女对糖皮质激素的应用

孕妇应慎用糖皮质激素。特殊情况下临床医生可根据情况决定糖皮质激素的使用，如慢性肾上腺皮质功能减退症及先天性肾上腺皮质增生症患者妊娠期应坚持糖皮质激素的替代治疗，严重的妊娠疱疹、妊娠性类天疱疮也可考虑使用糖皮质激素。

哺乳期妇女应用生理剂量或维持剂量的糖皮质激素，对乳儿一般无明显不良影响。但若哺乳期妇女应用中等剂量、中程治疗方案的糖皮质激素时不应哺乳，以避免经乳汁分泌的糖皮质激素对婴儿造成不良影响。

二、儿童的合理用药

儿童约占世界人口的 1/4，保护儿童健康是全体公民的义务和职责，是医务人员神圣而又艰巨的任务。研究儿童生理和用药特点，保证临床安全、有效、合理使用药物十分重要。

（一）儿童发育阶段的划分

儿童处在生长发育旺盛时期。根据发育阶段的不同特点，儿童可以按年龄划分为如下几个阶段。

1. 胎儿期

胎儿期从受精卵形成到出生为止，共 40 周。胎儿期组织与器官的生长迅速，功能

渐趋成熟。

2. 新生儿期

自胎儿娩出，脐带结扎开始，至 28 天之前为新生儿期。

3. 婴儿期

自出生到 1 周岁称为婴儿期。婴儿期生长发育极其旺盛，体格生长和中枢神经系统发育迅速。

4. 幼儿期

自 1 周岁至 3 周岁为幼儿期。幼儿期体格生长和中枢神经系统发育渐趋缓慢，语言、行动与表达能力明显提高。

5. 学龄前期

自 3 周岁到进入小学前（六七岁）称为学龄前期。学龄前期生长发育变慢，动作和语言能力逐步提高。

6. 学龄期

自小学（六七岁）至青春期为学龄期。学龄期脑的形态结构基本完成，智能发育进展较快，淋巴系统发育迅速。

7. 青春期

青春期年龄范围为 10～20 岁，女孩的青春期开始年龄和结束年龄都比男孩早 2 年左右。青春期体格发育加速，生殖系统发育成熟。

（二）婴幼儿生理与用药特点

婴幼儿期包括婴儿期和幼儿期，年龄为从出生后 1 个月至 3 岁。这时期的生理特点是体格生长显著加快，各器官功能渐趋完善。例如：体重除出生后数日呈生理性下降外，前 3 个月以每周 200～250 g，即以每月 800～1 000 g 的速率增长，3～4 个月的体重约为出生时的 2 倍；之后体重增加渐慢，3～6 个月平均每月增重 500 g，6～12 个月平均每月增重 250 g，1 周岁体重约为出生时的 3 倍，2 岁体重约为出生时的 4 倍。又如，药物代谢的主要酶系肝微粒体酶、葡萄糖醛酸转移酶的活性已成熟，特别是药物和葡萄糖醛酸结合的酶的活性，在新生儿期迅速完善，婴幼儿期已达成人水平。

由于这一时期婴幼儿生长发育迅猛，要密切注意药物通过不同机制影响儿童的正常生长发育。婴幼儿对药物的毒性反应或过敏反应可以是明显的，也可以是不明显的，要警惕药物对中枢神经系统的毒性。例如，婴幼儿对氨基糖苷类药物很难反映出药物早期中毒的指征，一旦听神经受损，会导致聋哑，终身残疾。

这一时期是主要的哺乳期，要注意药物通过乳汁进入婴幼儿体内的后果。

1. 吸收

婴幼儿胃内酸度仍低于成人，3 岁左右才达成人水平，胃容积 1 岁时已达 40 mL/kg 左右，仍小于成人。到 6～8 个月胃肠才有蠕动，胃排空时间较新生儿缩短，十二指肠的药物吸收速度快于新生儿。对于危重患儿，为了及时达到有效血浓度，宜用注射方法给药。

2. 分布

1岁时婴儿的体液总量已从新生儿时的80％下降至70％，但仍高于成人的55％～60％；细胞外液从新生儿的45％，到6个月时已降为42％，1岁时为35％，仍高于成人的20％。水溶性药物在细胞外液的浓度被稀释。新生儿体内脂肪含量少，随年龄增长而有所增加，幼儿脂溶性药物分布容积较新生儿期大。婴幼儿血-脑屏障功能仍较差，某些药物可进入脑脊液。

3. 代谢

婴幼儿期药物代谢的主要酶系肝微粒体酶、葡萄糖醛酸转移酶的活性成熟。婴幼儿期肝脏相对重量增加，新生儿期为3.6％，6个月为3.9％，1岁时达4％，为成人的2倍。因此，幼儿期药物的肝代谢速率高于新生儿，亦高于成人，这使在幼儿期使用很多以肝代谢为主要消除途径的药物时，其半衰期短于成人。

4. 排泄

婴幼儿期肾小球滤过率和肾血流量迅速增大，6～12个月可达成人值，肾小管排泌能力在7～12个月也接近成人水平。肾脏占全身的比例在1～2岁为0.74％，仍高于成人的0.42％。因此，一些以肾排泄为主要消除渠道的药物在该阶段消除较快，半衰期短于成人。

（三）儿童期生理和用药特点

儿童期包括学龄前儿童和学龄儿童，年龄为3～12岁。

儿童期的生理特点是生长发育缓慢，10岁前体重年平均增长2 kg。但新陈代谢旺盛，代谢产物排泄快，对水、电解质调节能力差，易受药物影响而引起平衡失调。例如：利尿剂可能引起低钠、低钾现象；低氧血症、酸中毒时可以增加异丙肾上腺素的毒性反应，发生室性心动过速；等等。在这一时期，要注意药物是否会影响儿童的听力、注意力、营养吸收等。

儿童期的末期由于内分泌的改变，生长发育特别快，第二性征开始出现，进入青春发育早期。

（四）儿童剂量

各时期的儿童脏器发育及其功能不同，对药物在体内的处置也不同。因此，儿童用药剂量与成人相比较复杂，除简单的剂量折算外，尚需结合临床经验适当增减。

儿童剂量有多种计算法，如按体重、体表面积、年龄计算等。

1. 按体重计算法

（1）健康儿童体重推算方法。

3～12个月儿童体重（kg）=[月龄（月）+9]/2

1 岁～6 岁儿童体重（kg）＝年龄（岁）×2+8

7 岁～12 岁儿童体重（kg）=[年龄（岁）×7-5]/2

用本法推算的体重可能需要根据营养状况适当增减。

（2）儿童剂量。

儿童每日剂量 = 患儿体重（kg）× 每日每千克体重所需药量

儿童每次剂量 = 患儿体重（kg）× 每次每千克体重所需药量

上述公式中的"每日每千克体重所需药量""每次每千克体重所需药量"在部分药品说明书里有比较明确的说明。

2. 按体表面积计算法

体重 30 kg 以下儿童体表面积（m²）=0.1+0.035× 体重（kg）

体重 30 kg 以上儿童体表面积（m²）=0.105+0.02×[体重（kg）-30]

3. 按年龄计算法

按年龄计算法简便易行，适用于营养类药品等安全性较高、剂量幅度较大且通常不需要十分精准的药品。

4. 按成人剂量折算法

儿童剂量 = 成人剂量 × 儿童体重（kg）/50。此方法计算出的剂量一般偏小，故仅适用于说明书中未提供儿童剂量的药品。

（五）儿童临床用药的注意事项

1. 严格掌握适应证，精心挑选药物

儿童正处于生长发育阶段，身体各方面比较娇嫩，组织器官尚不成熟，功能尚不完善，抵御外界侵害的能力极弱。因此，选择药物时应严格掌握适应证，精心选择疗效确切、不良反应较小的药物，特别是对中枢神经系统，肝、肾功能有损害的药物尽可能少用或不用。

2. 根据儿童特点，选择给药途径

根据儿童特点和疾病程度，慎重选择适当的给药途径。口服给药为首选，但要注意牛奶、果汁等食物的影响；肌内注射给药要充分考虑注射部位的吸收状况，避免局部结块、坏死；静脉注射虽然吸收完全，但易给患儿带来痛苦和不安全因素；栓剂和灌肠剂对于儿童不失为一种较安全的剂型，但目前品种较少；儿童皮肤吸收能力较好，然而敏感性较强，不宜使用刺激性较大的药物。

3. 根据儿童不同阶段，严格掌握用药剂量

儿童用药，特别是新生儿、婴幼儿用药，应严格掌握剂量，太小达不到治疗效果，太大有可能危害病儿。还应注意，随着年龄的增长，儿童的体重逐步增加，组织器官逐步成熟，功能逐步完善，用药剂量应相应逐步增加。目前，儿童剂量的计算方法有很多，上文提到的体重计算法、体表面积计算法、年龄计算法、成人剂量折算法等均可选择使用。

4. 根据儿童生理特点，注意给药方法

儿童给药，应因势利导。根据儿童年龄不同阶段和自主能力，采取适当的方法。特别是口服给药要防止呕吐，切不能硬灌，以防发生意外。

5. 严密观察儿童用药反应，防止产生不良反应

儿童应激能力较差，较敏感，极易产生药品不良反应。在用药过程中应密切注意药品不良反应，以免造成严重后果。

（六）儿童患者抗菌药物的应用

儿童患者在应用抗菌药物时应注意以下几点。

1. 氨基糖苷类药物

氨基糖苷类药物有明显耳、肾毒性，6岁以下患者应避免应用。临床有明确应用指征且又无其他毒性低的抗菌药物可供选用时，方可选用该类药物，并在治疗过程中严密观察不良反应。有条件者应进行血药浓度监测，根据结果个体化给药。

2. 糖肽类药物

糖肽类药有一定耳、肾毒性，小儿患者仅在有明确指征时选用。在治疗过程中应严密观察不良反应，有条件者应进行血药浓度监测，个体化给药。

3. 四环素类药物

四环素类药物可导致牙齿黄染及牙釉质发育不良，不可用于8岁以下小儿。

4. 喹诺酮类药物

由于喹诺酮类药物对骨骼发育可能产生不良影响，应避免用于未成年人。

（七）儿童糖皮质激素的应用

儿童长期应用糖皮质激素更应严格掌握适应证和妥当选用治疗方法。应根据年龄、体重（体表面积更佳）、疾病严重程度和患儿对治疗的反应确定糖皮质激素治疗方案，更要密切观察不良反应，以避免或降低糖皮质激素对患儿生长和发育的影响。

三、老年人的合理用药

人口老龄化是人口发展的自然趋势。发达国家中65岁以上的人占总人口数的11%～12%，预计到2030年可能会达到17%。同时，老年人消耗整个国家药费的20%～30%。中国是世界人口最多的国家，2021年数据显示，我国60岁及以上老年人约2.6亿人，占全国人口的18.7%。上海是我国较早步入老龄化的城市，据初步统计，2020年上海市60岁及以上的老人有533.49万人，占该市总人口的36.1%。

随着年龄的增长，老年人生理功能、药动学和药效学发生改变，发病率增加，从而使老年患者对药物产生不良反应的可能性增加，所以研究老年人的生理和用药特点尤为重要。

（一）老年人年龄阶段的划分

世界卫生组织（WHO）对年龄的划分标准为：18～44岁为青年人，45～59岁为中年人，60～74岁为年轻老年人，75～89岁为老老年人，90岁及90岁以上为长寿老人。

中华医学会老年医学学会对年龄的划分标准为：45～59岁为中年人（老年前期），60～79岁为老年人（老年期），80～89岁为老龄老人，90～99岁为长寿老人，≥100岁为百岁老人。

随着年龄的增长，人类机体的形态与功能发生一系列变化，其主要表现为细胞数量的减少，再生能力的降低。

老年人的特征包括以下几点。

（1）组织逐渐脱水。

（2）细胞分裂、细胞生长及组织恢复能力降低。

（3）基础代谢率降低。

（4）细胞萎缩及变性。

（5）组织弹性减弱，结缔组织变性。

（6）神经系统退行性改变，肌反应速度减缓。

（7）骨强度及韧性降低。

（8）调节内环境稳定的诸因素发生障碍。

1. 老年人机体组成改变

老年人机体组成改变表现为体内水分减少，脂肪组织增多。健康成人男性身体总水分约占体重的60%，女性约占50%；60岁以上的老年人男性身体总水分占体重的51.5%～52%，女性占42%～45.5%。此外，老年人细胞外液比青年人多，细胞内液的绝对值及其与细胞外液之比较低，相对脂肪含量增加，易导致身体肥胖。肥胖是高血压、冠心病、糖尿病等的重要诱因。

2. 视力与听力的变化

视力与听力的变化一般表现为"老花眼"，看近物时眼睛的调节力减弱，对暗适应能力明显减退，视野范围缩小。听力下降，触觉、嗅觉、味觉减退。

3. 神经系统的变化

老年人神经系统的变化主要表现为神经细胞与脑重量的减少，尚存的脑神经细胞功能减退。神经细胞属于出生后不再进行分裂的细胞，老年人脑神经细胞减少10%～17%，剩余的脑细胞承受了较重的负荷。60岁以后脑重量明显减少，并随增龄逐渐萎缩。脑神经细胞的减少和形态改变，可导致老人行动迟缓、智力衰退、记忆力下降等。

4. 呼吸系统的变化

老年人由于胸廓变形，限制了胸廓的活动范围。肺脏的弹性回缩力减退，进氧量减少，因此表现出"老年性肺气肿"。老年人肺活量平均每年减少0.55%。老年人肺和血管壁的结构变化，导致呼吸道黏膜扩散量减少，氧利用系数降低，肺功能呈进行性减退。

5. 循环系统的变化

成年以后，心输出量随年龄的增长，每年以 1 % 的速度呈直线下降。65 岁的老年人与 25 岁的青年人相比，心输出量约减少 40 %。70 岁时心脏的潜在力量，相当于 40 岁时的 50 %。

血管弹性降低，特别是主动脉和肺动脉。有功能的毛细血管数量减少，血流减慢，脆性增加。血压升高，心律变慢而弱，脉搏细微。

6. 消化系统的变化

口腔牙齿脱落，牙周萎缩。胃液与消化酶分泌减少，胃肠蠕动减缓，胃排空率降低，消化吸收功能下降。

7. 肾脏与肝脏的变化

老年人肾脏重量减轻，肾小球数量减少，肾体积缩小。早期肾单位减少伴皮质量减少，很快累及髓质和肾血流量。最重要的是，与年龄相关的药动学改变使肾小球滤过率降低。

肾功能随年龄增长呈直线性下降。到 80 岁时，即使肾脏的重量和血清肌酐水平等参数没有改变，肾小球滤过率也减少到 20 岁时的一半左右。对经肾排泄的药物影响尤为明显，如地高辛、氨基糖苷类抗生素和大多数 ACE 抑制剂。

老年人肝脏重量减轻，比 30 岁成人减少 30 % 左右。在组织学上出现变性细胞，在细胞水平上染色体、线粒体发生改变，肝微粒体酶数量降低，活性减弱。肝血流量比青年人减少 40 % ～ 45 %，因此肝脏代谢功能和清除率下降，如钙通道阻滞剂、β - 受体拮抗剂等药物清除将受到影响。

8. 内分泌系统的变化

老年人胰岛素作用减弱，即细胞膜上胰岛素受体数量减少，因而限制了细胞对胰岛素的反应性。此外，性激素分泌减少，性功能减退。

9. 免疫功能下降

免疫功能下降表现为 T 淋巴细胞数量减少，功能降低，老化的体液免疫对外来抗原产生抗体的能力降低，而对自身抗原产生抗体的能力亢进。这表明老年人易发生自身免疫性疾病。

（二）老年人药物动力学特点

1. 吸收

老年人唾液分泌减少，口腔黏膜吸收能力降低，舌下给药吸收较差；食管蠕动功能减弱，药物在食管中停留时间延长；胃酸分泌减少，胃液 pH 升高，酸性药物离子型吸收减少；胃肠道蠕动减慢，影响药物的吸收速率，尤其是影响固体制剂的吸收，对液体制剂影响较小，对主要经被动转运的药物和非胃肠道途径给药的药物无影响。

2. 分布

药物在人体的分布主要取决于药物的理化性质（分子大小、亲脂性、pH）、血浆蛋白的结合及机体的组成。老年人肌体水分减少，脂肪组织增加，因此水溶性药物如地高辛、盐酸普萘洛尔、哌替啶等分布容积减少，血药浓度增高。而脂溶性药物如盐酸利多卡因、地西泮、盐酸氯丙嗪等分布容积增大，血药浓度较低。但奎尼丁、华法林、丙硫氧嘧啶等在老年人体内的表观分布容积却没有改变。老年人血浆白蛋白减少20%左右，因此，许多与血浆白蛋白结合的药物游离浓度增高，从而引起药物的不良反应。

3. 代谢

药物代谢的主要场所是肝脏，大多数药物代谢由肝微粒体药物代谢酶（药酶）代谢，只有少数药物由非微粒体酶代谢。老年人肝脏重量降低，肝血流量减少，肝药酶活性下降，使肝脏药物代谢能力下降，药物半衰期延长。老年人应用肝摄取率高的药物如异丙肾上腺素、硝酸甘油时应特别谨慎。老年人肝清除率下降，使血浆中这些药物的浓度大大提高。

4. 排泄

老年人肾功能减退，药物易滞留在血浆中，使半衰期延长，特别是以原型从肾脏排泄的药物，如ACE抑制剂、阿替洛尔等半衰期延长更明显，因此在给药时要了解老年人肾功能。必须指出，老年人血清肌酐清除率小于132.6 μmol/L（1.5 μg/dL）时不能认为其肾小球滤过率正常，而必须观察内生肌酐清除率的改变。因此，最好根据内生肌酐清除率调整药物剂量。为了避免药物的积蓄和不良反应的出现，必须减少给药剂量与延长给药间隔。此外，以肾小球为主的维持体液平衡的功能减退，易引起电解质紊乱，在应用利尿剂和补液时需特别注意。

（三）老年人药效学的特点

对于不同药物，老年人和青年人的药效学有显著差异。临床研究发现，老年人应用阿片类镇痛剂（吗啡、芬太尼等）、地高辛、氨茶碱等药物后，血浆药物浓度位于正常的治疗范围，或与青年人血浆药物浓度相似，但老年人药理效应更强，更易出现毒性反应。

1. 老年人对药物的反应性增加

靶器官对某些药物（如中枢神经系统药物、抗凝药、利尿剂、降压药等）的敏感性增加，可提高疗效。对少数药物的反应性降低，即靶器官对药物（如受体激动剂与拮抗剂）的敏感性降低，可降低疗效。药效学的改变涉及药物受体数目及其与靶细胞的亲和力、信号传导机制、细胞反应与内环境稳定功能减退等。

2. 老年人用药个体间差异大

老年人用药个体间差异之大是其他任何年龄组都不能比拟的。同龄的老人，药物剂量可相差数倍之多。至今，人们仍没有找到一个适合于老年人的药物剂量公式。个体差异大的原因有以下几点。

（1）遗传因素和老化进程有很大差别。

（2）各组织器官老化改变不同。

（3）过去所患疾病及其影响不同。

（4）多种疾病、多种药物联合使用的相互作用。

（5）环境、心理素质等。

3. 老年人的药品不良反应增多

很多学者都一致认为，药品不良反应随年龄的增加而增加，在75岁以上的老人中最多见，老年人比年轻人大约增加一倍。老年医学机构的研究表明，15％～30％的入院老年患者的患病原因可能与药品不良反应有关，而在一般入院患者中这项数据却只有3％。药品不良反应的普遍发生是老年人的一个重大问题。大多数不良事件与剂量相关，而不是特异体质或过敏现象。老年患者不良反应危险性增加的其他因素有以下几点。

（1）药品不良反应的既往史。

（2）因多种病状而使用多种药物。

（3）肾脏和肝脏功能紊乱。

（4）疾病表现不典型，临床评价不恰当。

（5）患者用药的依从性差，体内药物消除情况改变。

药品不良反应可能表现为跌倒、谵妄、大小便失禁和反应迟钝的急性或逐渐发作。易引起不良反应的药物包括影响精神行为的药物、抗高血压药、口服降糖药、利尿药、地高辛、抗菌药和抗心律失常药。处于危险状态的老年人更常使用上述药物。

（四）老年人的用药原则

老年人的生理、药动学和药效学发生改变，老年人用药要掌握下列原则。

1. 切实掌握用药指征，合理用药

每用一种药都必须有明确的指征。要在全面了解老年人整体健康水平及药物治疗史的基础上开出处方。研究表明，服用6种或更多药物的老年住院患者，药品不良反应发生率增加27％，所以应尽量避免多种药物用于同一患者。

2. 慎重地探索"最佳"的用药量

在用药剂量这个问题上，由于老年人个体差异很大，要严格遵循个体化原则，寻求最适宜的剂量。

老年人由于生理功能改变，很多药物的用量与成年人有所不同，尤其肝肾功能改变是影响用药最重要的药动学因素。老年患者肝肾对药物的消除能力下降，如提高多次给药的稳态血药浓度，疗效和不良反应随之增加，故老年人用药应减少剂量。一般来说，60岁以上的老年患者可用成人剂量的3/4。

（1）根据年龄，50岁以后每增加一岁，药量应减少成人标准剂量的1％。

（2）半量法则，即大多数药物在开始时，只给成人常规剂量的一半，这种给药方案特别适用于经肾脏排泄的药物。

（3）多数学者认为应用年龄和体重综合衡量用药，估算出每日用药剂量。

（4）按照老年人肾功能，即根据肾内生肌酐清除率调整剂量（主要从肾脏排泄的药物）。

（5）有条件的可以监测血药浓度，根据血药浓度制定个体化给药方案。

3. 用药从简

用药品种应尽量简单，尽管老年人往往同时患有几种疾病，但应避免同时给予太多的药物，宜视病情轻重缓急先后论治，以减少药物的不良反应。对于出院带药和门诊患者，应特别注意。

4. 联合用药

为了减少药物的不良反应，老年人用药剂量宜小，如不足以产生疗效，则需要联合用药。如以小剂量的皮质酮和硫唑嘌呤联合应用治疗老年人类风湿关节炎。

5. 加强药物监测

定期监测肝、肾功能，电解质和酸碱平衡状态。对于某些药物如地高辛、茶碱等，应尽可能检测血药浓度。要密切观察患者的临床反应，既要重视客观指征，又要了解患者主观感受。

6. 选择适宜的给药方法

老年人需要长期用药时，尽可能口服给药。对于部分吞咽困难的患者，最好用液体制剂，必要时注射给药。此外，老年患者的药瓶和药袋上的标签应以大字注明药物名称、用法和用量，不但要对患者本人，而且要对家属及陪护人员交代清楚，对高龄、行动不便及智力障碍者尤为重要。

鉴于老年人生理、病理、心理状况，应根据老年患者的身体状况和药物动力学、药效学的特点，选择合适的药物剂量和给药方案。医生、患者和亲属应共同努力，增加患者依从性，保证老年患者用药安全有效。

（五）老年患者抗菌药物的应用

由于老年人组织器官呈生理性退行性改变，免疫功能下降，一旦罹患感染，在应用抗菌药物时须注意以下事项。

（1）老年人肾功能呈生理性减退，按一般常用量接受主要经肾排出的抗菌药物时，药物经肾排出减少，可导致药物在体内积蓄，血药浓度增高，易发生药品不良反应。因此，老年患者尤其是高龄患者接受主要经肾排出的抗菌药物时，可按轻度肾功能减退减量给药。青霉素类、头孢菌素类和其他 β - 内酰胺类的大多数药品属此类情况。

（2）老年患者宜选用毒性低并具杀菌作用的抗菌药物，无用药禁忌者可首选青霉素类、头孢菌素类等 β - 内酰胺类抗菌药物。氨基糖苷类药物具有耳、肾毒性，应尽可能避免应用。盐酸万古霉素、盐酸去甲万古霉素、替考拉宁等药物应在有明确应用指征时慎用，必要时进行血药浓度监测，并据此调整剂量，使给药方案个体化，以达到用药安全、有效的目的。

四、肝功能不全患者的合理用药

肝脏是大多数药物代谢的场所，肝功能障碍时，药物的吸收、代谢、排泄等各环节均受到不同程度的影响。

（一）肝功能不全时药动学改变

1. 游离型增多

肝功能不全时，肝脏合成白蛋白的能力降低，严重时可发生低蛋白血症，从而使药物的蛋白结合型减少，游离型增多。

2. 药物生物转化减慢

药物在体内经生物转化后水溶性增高，易从肾脏排出体外。当肝功能不全时，肝药酶活性降低，从而使药物代谢减慢，清除率下降，半衰期延长。

3. 药物排泄减慢

某些药物如利福平、红霉素、四环素等主要经胆汁分泌排泄，在慢性肝损害时，胆汁分泌排泄障碍，其排泄受阻，导致血浆内药物总浓度升高，但药物结合型与游离型比例可因药物本身酸碱性而异。

4. 药物分布容积增大

肝硬化伴有水肿或腹腔积液时，组织间隙的容积增大，药物易从组织间隙扩散至组织中，导致药物效应增大。

综上所述，肝功能不全时主要经肝代谢的药物，表现为代谢减慢、半衰期延长、药效与毒副作用增强。

（二）肝功能不全时用药注意点

1. 应了解所用药物在患者患有肝病时药代动力学的改变

一般来说，慢性肝功能不全时，主要经过肝脏代谢的药物的清除率可降低 50%，因而所用剂量应减少一半。

2. 避免或慎用肝毒性药物

中药、抗肿瘤药物、抗菌药物（抗结核药物、抗真菌药物）都可能引起急、慢性肝细胞损害。一类是与剂量、疗程有关具有肝毒性的药物，如乙醇、四环素、利福平、泛影葡胺等；另一类是与药物剂量无关而与特异质相关的肝损伤药物，如苯妥英钠、对氨基水杨酸、盐酸氯丙嗪、氨茶碱、红霉素、西咪替丁、盐酸雷尼替丁等。肝功能不全时，药物在体内滞留时间延长，对肝的毒性也更大。因此，对于肝毒性药物，尤其是某些抗生素在必须使用时应特别注意。

3. 注意合并用药时药物的相互作用

有些药物具有诱导肝药酶的作用，也有些药物具有抑制肝药酶的作用。尤其是酶抑制作用药物如氯霉素等，当其与双香豆素、氯磺丙脲、甲苯磺丁脲、苯妥英钠等同时应用时，会延缓这些药物代谢、灭活，造成血药浓度增高，出现毒性反应，在肝功能不全时更甚。因此，在合并用药时必须仔细选择药物并认真观察药物毒副反应。

（三）肝功能减退患者抗菌药物的应用

肝功能减退时，抗菌药物的选用及剂量调整需要考虑肝功能减退对该类药物体内过程的影响程度，以及肝功能减退时该类药物及其代谢物发生毒性反应的可能性。由于药物在肝脏中代谢的过程复杂，不少药物的体内代谢过程尚未完全明确，根据现有资料，肝功能减退时抗菌药物的应用有以下几种情况。

（1）药物主要经肝脏或有相当量经肝脏清除或代谢，肝功能减退时清除减少，并可导致毒性反应，肝功能减退患者应避免使用此类药物，如氯霉素、利福平、红霉素酯化物等。

（2）药物主要由肝脏清除，肝功能减退时清除明显减少，但并无明显毒性反应发生，肝病时仍可正常应用，但需谨慎，必要时减量给药，治疗过程中需严密监测肝功能。红霉素等大环内酯类药物（不包括酯化物）、克林霉素、盐酸林可霉素等属于此类药物。

（3）药物经肝、肾两个途径清除，肝功能减退者药物清除减少，血药浓度升高，同时伴有肾功能减退的患者血药浓度升高尤为明显，但药物本身的毒性不大。严重肝病患者，尤其是肝、肾功能同时减退的患者在使用此类药物时须减量应用。经肾、肝两个途径排出的青霉素类、头孢菌素类等药物均属此种情况。

（4）药物主要由肾排泄，肝功能减退者不必调整剂量。氨基糖苷类、糖肽类抗菌药物等属此类。

五、肾功能不全患者的合理用药

肾脏是许多药物及其代谢物排泄的主要器官，肾功能不全时，药物肾排泄能力大幅度减弱。因此，肾功能不全时会影响药物的效应和增加药物毒性。

（一）肾功能不全时药动学特点

1.影响药物的吸收、分布、代谢和反应性

肾功能不全，尤其是肾衰对药物的体内处置有很大影响。

（1）肾衰竭患者由于体液中尿素氮增加及胃肠道 pH 升高，常引起明显恶心、呕吐、腹泻，致使口服药物吸收受到影响。因肌肉、皮下组织水肿，肌内注射药物吸收亦延迟。

（2）肾衰竭使机体内代谢产物排泄受阻，体内毒性产物潴留，影响生物酶的活性，尤其是肝微粒体酶系活性受到抑制，影响药物代谢与解毒。

（3）肾衰竭时蛋白质流失及摄入减少，会引起低蛋白血症及尿毒症，药物与蛋白的亲和力下降，致使药物的血浆蛋白结合率降低，而活性的游离型药物浓度增高。

（4）肾衰竭患者严重贫血，组织供氧相对减少，酸中毒使体液携氧能力减低，影响某些药物的氧化反应及代谢。

（5）尿毒症时机体对某些药物反应性增强，如麻醉剂、镇静剂及磺酰脲类药物的敏感性增强。

2. 影响药物的排泄

按药物的排泄和对毒性的影响可分三种类型。

（1）主要以原型从肾脏排出的药物，肾衰竭时血中浓度增加，故须减量或延长给药间隔，如苯巴比妥、氨基糖苷类、青霉素类、头孢菌素药物等。

（2）活性或毒性代谢产物主要经肾脏排泄的药物，肾衰竭时会引起积蓄中毒，须减少剂量，如别嘌呤醇、利福平、地高辛、硝普钠、盐酸哌替啶等。

（3）主要通过肝脏代谢体内清除的药物，仅有 15 % 以下的原型由肾排出，肾衰竭时对药物影响较小，可用常用剂量，如地西泮、硝西泮、氯霉素、红霉素、克林霉素、华法林、肝素等。

（二）肾功能不全时用药注意

（1）必须根据肾功能不全，尤其是肾衰竭时的药动学改变，合理选择药物。

（2）避免或慎用肾毒性药物。

（3）谨慎联合用药，防止产生不利的药物相互作用。

（三）肾衰竭时给药方案的调整

1. 减少药物剂量

肾衰竭时由于药物排泄减少，对于主要由肾排泄的药物应减少剂量。

一般首次先给予正常剂量，然后根据肾衰竭程度按正常间隔时间给予较小维持量。可按下式计算。

肾衰竭时药物维持量 ＝（正常时血肌酐浓度 / 肾衰竭时血肌酐浓度）× 正常时药物维持量。

此法的优点是药物有效浓度保持时间较长，药效优于延长给药间隔时间法。但在肾功能严重损害时，即使每次给予较小剂量，也可能达到中毒水平。故当血肌酐大于 10 mg/dL 时，此法无参考价值。

2. 延长给药间隔时间

对于主要经肾脏排泄的药物，每次用正常剂量，只延长给药间隔时间也可维持药效。

3. 根据肾功能试验进行剂量估算

以内生肌酐清除率判定肾功能轻、中和重度损害后，分别将每日剂量减为正常剂量的 1/2 ～ 2/3、1/5 ～ 1/2 和 1/10 ～ 1/5。

4. 根据血药浓度监测结果制定个体化给药方案

通过对毒性大的氨基糖苷类抗生素、盐酸万古霉素、盐酸去甲万古霉素等进行血药浓度测定，以调整给药方案是最理想的方法。可按峰 - 谷浓度法估算剂量，或按药动学方法计算给药剂量及间隔。

（四）肾功能减退患者抗菌药物的应用

1. 基本原则

许多抗菌药物在人体内主要经肾排出，某些抗菌药物具有肾毒性，肾功能减退的感染患者应用抗菌药物的原则如下。

（1）尽量避免使用肾毒性抗菌药物，确有应用指征时，严密监测肾功能情况。

（2）根据感染的严重程度、病原菌种类及药敏试验结果等选用无肾毒性或肾毒性较低的抗菌药物。

（3）使用主要经肾排泄的药物，须根据患者肾功能减退程度、抗菌药物在人体内清除途径调整给药剂量及方法。

2. 抗菌药物的选用及给药方案调整

根据抗菌药物体内过程特点及其肾毒性，肾功能减退时抗菌药物的选用有以下几种情况。

（1）主要由肝胆系统排泄，或经肾脏和肝胆系统同时排出的抗菌药物用于肾功能减退者，维持原治疗量或剂量略减。

（2）主要经肾排泄，药物本身并无肾毒性，或仅有轻度肾毒性的抗菌药物，肾功能减退者可应用，可按照肾功能减退程度（以内生肌酐清除率为准）调整给药方案。

（3）肾毒性抗菌药物避免用于肾功能减退者，如确有指征使用该类药物时，宜进行血药浓度监测以调整给药方案，实现个体化给药，疗程中需严密监测患者肾功能。

（4）接受肾脏替代治疗患者应根据腹膜透析、血液透析和血液滤过对药物的清除情况调整给药方案。

第六节　常用药物的合理使用

一、抗菌药物的合理使用

（一）抗菌药物治疗性应用的基本原则

抗菌药物临床应用是否合理，基于以下两方面：有无抗菌药物应用指征；选用的品种及给药方案是否适宜。

1. 诊断为细菌性感染者方有指征应用抗菌药物

根据患者的症状、体征、实验室检查或放射线、超声等影像学结果，诊断为细菌、真菌感染者方有指征应用抗菌药物；由结核分枝杆菌、非结核分枝杆菌、支原体、衣原体、螺旋体、立克次体及部分原虫等病原微生物所致的感染亦有指征应用抗菌药物。缺乏细菌及上述病原微生物感染的临床或实验室证据而不能成立诊断者和病毒性感染者，均无应用抗菌药物指征。

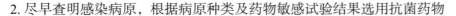

2. 尽早查明感染病原，根据病原种类及药物敏感试验结果选用抗菌药物

抗菌药物品种的选用在原则上应根据病原菌种类及病原菌对抗菌药物敏感性，即细菌药物敏感试验的结果而定。因此，有条件的医疗机构对临床诊断为细菌性感染的患者应在开始抗菌治疗前，及时留取相应合格标本（尤其是血液等无菌部位标本）送病原学检测，以尽早明确病原菌和药敏结果，并据此调整抗菌药物治疗方案。

3. 抗菌药物的经验治疗

对于临床诊断为细菌性感染的患者，在未获知细菌培养及药敏结果前，或无法获取培养标本时，可根据患者的感染部位、基础疾病、发病情况、发病场所、既往抗菌药物用药史及其治疗反应等推测可能的病原体，并结合当地细菌耐药性监测数据，先给予抗菌药物经验治疗，在获知病原学检测及药敏结果后，结合先前的治疗反应调整用药方案。对培养结果为阴性的患者，应根据经验治疗的效果和患者情况采取进一步诊疗措施。

4. 按照药物的抗菌作用及其体内过程特点选择用药

各种抗菌药物的药效学和人体药动学的特点不同，因此其各有不同的临床适应证。临床医生应根据各种抗菌药物的药学特点，按临床适应证正确选用抗菌药物。

5. 综合患者病情、病原菌种类及抗菌药物特点制定抗菌治疗方案

根据病原菌、感染部位、感染严重程度和患者的生理、病理情况及抗菌药物药效学和药动学特点制定抗菌治疗方案，包括抗菌药物的选用品种、剂量、给药次数、给药途径、疗程及联合用药等。在制定抗菌药物的应用方案时应遵循下列原则。

（1）品种选择：根据病原菌种类及药敏试验结果尽可能选择针对性强（窄谱）、安全性高、价格适中的抗菌药物。进行经验治疗者可根据可能的病原菌及当地耐药状况选用抗菌药物。

（2）给药剂量：一般按各种抗菌药物的治疗剂量范围给药。治疗重症感染（如血流感染、感染性心内膜炎等）和抗菌药物不易达到部位的感染（如中枢神经系统感染等），抗菌药物剂量宜较大（治疗剂量范围高限）；而在治疗单纯性下尿路感染时，多数药物尿药浓度远高于血药浓度，因此可应用较小剂量（治疗剂量范围低限）。

（3）给药途径：对于轻、中度感染的大多数患者，应予口服治疗，选取口服吸收良好的抗菌药物品种，不必采用静脉或肌内注射给药。仅在下列情况下可先予以注射给药。

①不能口服或不能耐受口服给药的患者（如吞咽困难者）。

②患者存在明显可能影响口服药物吸收的情况（如呕吐、严重腹泻、胃肠道病变或肠道吸收功能障碍等）。

③所选药物有合适的抗菌谱，但无口服剂型。

④需在感染组织或体液中迅速达到高药物浓度以起到杀菌作用者（如感染性心内膜炎、化脓性脑膜炎等）。

⑤感染严重、病情进展迅速，需给予紧急治疗的情况（如血流感染、重症肺炎患者等）。

⑥患者对口服治疗的依从性差。

肌内注射给药时难以使用较大剂量，其吸收也受药动学等众多因素影响，因此只适用于不能口服给药的轻、中度感染者，不宜用于重症感染者。

接受注射给药的感染患者，经初始注射治疗，病情好转并能口服后，应及早转为口服给药。

皮肤黏膜局部应用抗菌药物后，很少被吸收，在感染部位不能达到有效浓度，反而易导致耐药菌产生，因此治疗全身性感染或脏器感染时应避免局部应用抗菌药物。抗菌药物的局部应用只限于以下情况。

①全身给药后在感染部位难以达到有效治疗浓度时加用局部给药作为辅助治疗（如治疗中枢神经系统感染时某些药物可同时鞘内给药，包裹性厚壁脓肿可脓腔内注入抗菌药物）。

②眼部及耳部感染的局部用药等。

③某些皮肤表层及口腔、阴道等黏膜表面的感染可采用抗菌药物局部应用，但应避免将主要供全身应用的品种作为局部用药。

局部用药宜采用刺激性小、不易吸收、不易导致耐药性和过敏反应的抗菌药物。青霉素类、头孢菌素类等较易产生过敏反应的药物不可局部应用。氨基糖苷类等耳毒性药不可局部滴耳。

（4）给药次数：为保证药物在体内能发挥最大药效，杀灭感染灶病原菌，应根据药动学和药效学相结合的原则给药。青霉素类、头孢菌素类和其他 β - 内酰胺类，红霉素，克林霉素等时间依赖性抗菌药，应一日多次给药。A 组抗结核和氨基糖苷类等浓度依赖性抗菌药可一日给药一次。

（5）疗程：抗菌药物疗程因感染不同而异，一般宜用至体温正常、症状消退后 72 ~ 96 h，有局部病灶者需用药至感染灶被控制或完全消散。但血流感染、感染性心内膜炎、化脓性脑膜炎、伤寒、布鲁菌病、骨髓炎、B 组链球菌性咽炎和扁桃体炎、侵袭性真菌病、结核病等需较长的疗程方能治愈，以减少或防止复发。

（6）抗菌药物的联合应用：单一药物可有效治疗的感染不需联合用药，仅在下列有指征的情况时联合用药。

①病原菌尚未查明的严重感染，包括免疫缺陷者的严重感染。

②单一抗菌药物不能控制的严重感染、需氧菌及厌氧菌混合感染、2 种及 2 种以上细菌感染，以及多重耐药菌或泛耐药菌感染。

③需长期治疗但病原菌易对某些抗菌药物产生耐药性的感染，如某些侵袭性真菌病；或病原菌含有不同生长特点的菌群，需要联合使用不同抗菌机制的药物，如结核和非结核分枝杆菌。

④毒性较大的抗菌药物，联合用药时剂量可适当减少，但须有临床资料证明其同样有效，如两性霉素 B 与氟胞嘧啶联合治疗隐球菌脑膜炎时，前者的剂量可适当减少，以减少其毒性反应。

联合用药时宜选用具有协同或相加作用的药物，如青霉素类、头孢菌素类或其他 β- 内酰胺类药物与氨基糖苷类药物联合。联合用药通常采用 2 种药物联合，3 种及 3 种以上药物联合仅适用于个别情况，如结核病的治疗。此外必须注意联合用药后药物的不良反应亦可能增多。

（二）抗菌药物预防性应用的基本原则

1. 非手术患者抗菌药物的预防性应用

（1）预防用药目的：预防特定病原菌所致或特定人群可能发生的感染。

（2）预防用药基本原则。①用于尚无细菌感染征象但暴露于致病菌感染环境的高危人群。②预防用药适应证和抗菌药物选择应基于循证医学证据。③应针对一种或两种最可能的细菌感染进行预防用药，不宜盲目地选用广谱抗菌药或多药联合预防多种细菌多部位感染。④应限于针对某一段特定时间内可能发生的感染，而非任何时间可能发生的感染。⑤应积极纠正导致感染风险增加的原发疾病或基础状况。可以治愈或纠正者，预防用药价值较大；原发疾病不能治愈或纠正者，药物预防效果有限，应权衡利弊后决定是否预防用药。⑥以下情况原则上不应预防应用抗菌药物：普通感冒、麻疹、水痘等病毒性疾病，昏迷、休克、中毒、心力衰竭、肿瘤、应用肾上腺皮质激素等患者，留置导尿管、留置深静脉导管及建立人工气道（包括气管插管或气管切口）患者。

（3）对某些细菌性感染的预防用药指征与方案：严重中性粒细胞缺乏（ANC ≤ 0.1×10^9/L）持续时间超过 7 d 的高危患者和实体器官移植及造血干细胞移植的患者，在某些情况下有预防应用抗菌药物的指征，但由于涉及患者基础疾病、免疫功能状态、免疫抑制剂等药物治疗史等诸多复杂因素，其预防用药指征及方案需参阅权威诊疗规范。

2. 围手术期抗菌药物的预防性应用

（1）预防用药目的：主要是预防手术部位感染，包括浅表切口感染、深部切口感染和手术所涉及的器官/腔隙感染，但不包括与手术无直接关系的、术后可能发生的其他部位感染。

（2）预防用药原则：围手术期抗菌药物预防用药，应根据手术切口类别、手术创伤程度、可能的污染细菌种类、手术持续时间、感染发生机会和后果严重程度、抗菌药物预防效果的循证医学证据、对细菌耐药性的影响和经济学评估等因素，综合考虑决定是否预防应用抗菌药物。但抗菌药物的预防性应用并不能代替严格的消毒、灭菌技术和精细的无菌操作，也不能代替术中保温和血糖控制等其他预防措施。

①清洁手术（Ⅰ类切口）。手术脏器为人体无菌部位，局部无炎症、无损伤，也不

涉及呼吸道、消化道、泌尿生殖道等人体与外界相通的器官。手术部位无污染，通常不需预防应用抗菌药物。但在下列情况时可考虑预防用药：手术范围大、手术时间长、污染机会增加；手术涉及重要脏器，一旦发生感染将造成严重后果，如头颅手术、心脏手术等；异物植入手术，如人工心瓣膜植入、永久性心脏起搏器放置、人工关节置换等；有感染高危因素，如高龄、糖尿病、免疫功能低下（尤其是接受器官移植者）、营养不良等患者。

②清洁 - 污染手术（Ⅱ类切口）。手术部位存在人体寄殖菌群，手术时可能污染手术部位引起感染，此类手术通常需预防应用抗菌药物。

③污染手术（Ⅲ类切口）。已造成手术部位严重污染的手术需预防应用抗菌药物。

④污秽 - 感染手术（Ⅳ类切口）。在手术前即已开始治疗性应用抗菌药物，术中、术后继续应用，不属于预防应用范畴。

（3）抗菌药物品种选择。

①根据手术切口类别、可能的污染菌种类及其对抗菌药物的敏感性、药物能否在手术部位达到有效浓度等综合考虑。

②选用对可能的污染菌针对性强、有充分循证医学证据、安全、使用方便及价格适当的品种。

③应尽量选择单一抗菌药物预防用药，避免不必要的联合使用。预防用药应针对手术路径中可能存在的污染菌，如心血管、头颈、胸腹壁、四肢软组织手术和骨科手术等经皮肤的手术，通常选择针对金黄色葡萄球菌的抗菌药物。结肠、直肠和盆腔手术，应选用针对肠道革兰氏阴性菌和脆弱拟杆菌等厌氧菌的抗菌药物。

④头孢菌素过敏者，针对革兰氏阳性菌可用盐酸万古霉素、盐酸去甲万古霉素、克林霉素，针对革兰氏阴性杆菌可用氨曲南、磷霉素或氨基糖苷类药物。

⑤对于某些手术部位感染会引起严重后果者，如心脏人工瓣膜置换术、人工关节置换术等，若术前发现有耐甲氧西林金黄色葡萄球菌（MRSA）定植的可能或该部位MRSA发生率高，可选用盐酸万古霉素、盐酸去甲万古霉素预防感染，但应严格控制用药持续时间。

⑥不应随意选用广谱抗菌药物作为围手术期预防用药。鉴于国内大肠埃希菌对 A 组抗结核药物的耐药率高，应严格控制 A 组抗结核药物作为外科围手术期预防用药。

（4）给药方案。

①给药方法：给药途径大部分为静脉输注，仅有少数为口服给药。静脉输注应在皮肤、黏膜切开前 1 h 内或麻醉开始时给药，在输注完毕后开始手术，保证手术部位暴露时局部组织中抗菌药物已达到足以杀灭手术过程中沾染细菌的药物浓度。盐酸万古霉素或 A 组抗结核药物由于需输注较长时间，应在手术前 1～2 h 开始给药。

②预防用药维持时间：抗菌药物的有效覆盖时间应包括整个手术过程。手术时间较短（小于 2 h）的清洁手术，术前给药一次即可。如手术时间超过 3 h 或超过所用药物半

衰期的 2 倍以上，或成人出血量超过 1 500 mL 时，术中应追加给药一次。清洁手术的预防用药时间不超过 24 h，心脏手术可视情况延长至 48 h。清洁 - 污染手术和污染手术的预防用药时间亦为 24 h，污染手术必要时延长至 48 h。过度延长用药时间并不能进一步提高预防效果，且预防用药时间超过 48 h 会导致耐药菌感染机会增加。

（5）常见围手术期预防用抗菌药物的品种选择参见《抗菌药物临床应用指导原则》（国卫办医发〔2015〕43 号）。

二、糖皮质激素的合理使用

糖皮质激素在临床上主要用于抗炎、抗毒、抗休克和免疫抑制，合理应用主要取决于以下两方面：一是适应证是否准确；二是给药方案是否合理。

（一）严格掌握糖皮质激素的适应证

1. 内分泌系统疾病

其用于原发性和继发性肾上腺皮质功能减退症、先天性肾上腺皮质增生症的替代治疗，肾上腺危象、垂体危象、甲状腺危象等紧急情况的抢救，重症亚急性甲状腺炎、格雷夫斯病、激素类生物制品（如胰岛素及其类似物、促肾上腺皮质激素等）药物过敏的治疗等。大、小剂量地塞米松抑制试验可判断肾上腺皮质分泌状况，诊断和病因鉴别诊断库欣综合征（皮质醇增多症）。

2. 风湿性疾病和自身免疫病

弥漫性结缔组织疾病皆有自身免疫参与，常见的如红斑狼疮、类风湿关节炎、原发性干燥综合征、多发性肌病 / 皮肌炎、系统性硬化症和系统性血管炎等。糖皮质激素是最基本的治疗药物。

3. 呼吸系统疾病

糖皮质激素主要用于支气管哮喘、外源性过敏性肺泡炎、放射性肺炎、结节病、特发性间质性肺炎、嗜酸粒细胞性支气管炎等。

4. 血液系统疾病

多种血液系统疾病常需糖皮质激素治疗，主要分为两种情况：一是治疗自身免疫病，如自身免疫性溶血性贫血、特发性血小板减少性紫癜等；二是利用糖皮质激素溶解淋巴细胞的作用，将其作为联合化疗方案的组分之一，用于淋巴系统恶性肿瘤如急性淋巴细胞白血病、淋巴瘤、多发性骨髓瘤等的治疗。

5. 肾脏系统疾病

肾脏系统疾病主要包括原发性肾病综合征、多种肾小球肾炎和部分间质性肾炎等。

6. 严重感染或炎性反应

严重细菌性疾病如中毒型细菌性痢疾、暴发型流行性脑脊髓膜炎、重症肺炎，若伴有休克、脑病或其他与感染有关的器质性损伤等，在有效抗感染的同时，可加用糖皮质激素以缓解中毒症状和器质性损伤；严重病毒性疾病如急性重型肝炎等，也可用糖皮质激素辅助治疗。

7. 重症患者（休克）

糖皮质激素可用于治疗各种原因所致的休克，但须结合病因治疗和抗休克治疗。

8. 异体器官移植

糖皮质激素可用于异体组织器官移植排斥反应的预防及治疗，以及异基因造血干细胞移植后的移植物抗宿主病的预防及治疗。

9. 过敏性疾病

过敏性疾病种类众多，涉及多个专科，许多疾病如严重的荨麻疹需要糖皮质激素类药物进行治疗。

10. 神经系统损伤或病变

急性视神经病变（视神经炎、缺血性视神经病变）、急性脊髓损伤、急性脑损伤等。

11. 慢性运动系统损伤

肌腱末端病、腱鞘炎等。

12. 预防治疗某些炎性反应后遗症

应用糖皮质激素可预防某些炎性反应后遗症及手术后反应性炎症的发生，如组织粘连、瘢痕挛缩等。

（二）掌握糖皮质激素避免使用、慎重使用的情况

1. 下述情况避免使用

严重精神病史、癫痫、活动性消化性溃疡、活动性肺结核、新近胃肠吻合术后、骨折、创伤修复期、单纯疱疹性角（结）膜炎及溃疡性角膜炎、角膜溃疡、严重高血压、严重糖尿病、较严重的骨质疏松、未能控制的感染（如水痘、真菌感染）、妊娠初期及寻常型银屑病。

2. 下述情况慎重使用

库欣综合征、动脉粥样硬化、急性心力衰竭、糖尿病、青光眼、高脂蛋白血症、高血压、重症肌无力、严重骨质疏松、消化性溃疡病、有精神病倾向、病毒性感染。哺乳期妇女、儿童也应慎用。

（三）合理制定糖皮质激素治疗方案

应注意根据不同糖皮质激素的药代动力学特性和疾病具体情况合理选择糖皮质激素的品种、剂型，设计适宜的剂量、疗程和给药途径。

1. 品种选择

各种糖皮质激素的药效学和人体药代动力学（吸收、分布、代谢和排泄过程）的特点不同，因此其各有不同的临床适应证，应根据不同疾病和各种糖皮质激素的特点正确选用糖皮质激素品种。

2. 给药剂量

生理剂量和药理剂量的糖皮质激素具有不同的作用，应按不同治疗目的选择剂量。一般认为给药剂量（以醋酸泼尼松为例）可分为以下几种情况。

（1）长期服用维持剂量：2.5 ～ 15 mg/d。

（2）小剂量：小于 0.5 mg/（kg·d）。

（3）中等剂量：0.5 ～ 1 mg/（kg·d）。

（4）大剂量：大于 1 mg/（kg·d）。

（5）冲击治疗剂量：（以甲泼尼龙为例）7.5 ～ 30 mg/（kg·d）。

3. 疗程

不同的疾病糖皮质激素疗程不同，一般可分为以下几种情况。

（1）冲击治疗疗程多小于 5 d。适用于危重症患者的抢救，如暴发型感染、过敏性休克、严重哮喘持续状态、过敏性喉头水肿、狼疮性脑病、重症大疱性皮肤病、重症药疹、急进性肾炎等。冲击治疗须配合其他有效治疗措施，可迅速停药；若无效，大部分情况下不可在短时间内重复进行冲击治疗。

（2）短程治疗疗程小于 1 个月，包括应激性治疗。适用于感染或变态反应类疾病，如结核性脑膜炎及胸膜炎、剥脱性皮炎或器官移植急性排斥反应等。短程治疗须配合其他有效治疗措施，停药时需逐渐减量至停药。

（3）中程治疗疗程在 3 个月以内。适用于病程较长且多器官受累性疾病，如风湿热等。生效后减至维持剂量，停药时需要逐渐递减。

（4）长程治疗疗程大于 3 个月。适用于器官移植后排斥反应的预防和治疗及反复发作、多器官受累的慢性自身免疫病，如系统性红斑狼疮、溶血性贫血、系统性血管炎、结节病、大疱性皮肤病等。维持治疗可采用每日或隔日给药，停药前亦应逐步过渡至隔日疗法后逐渐停药。

（5）终身替代治疗适用于原发性或继发性慢性肾上腺皮质功能减退症，并应于各种应激情况下适当增加剂量。

4. 给药途径

给药途径包括口服、肌内注射、静脉注射或静脉滴注等全身用药，以及吸入、局部注射、点滴和涂抹等局部用药。

（四）糖皮质激素的不良反应监测

糖皮质激素的不良反应与品种、剂型、剂量、疗程、用法等明显相关，其严重程度与用药剂量及用药时间成正比。

（1）医源性库欣综合征。如向心性肥胖，皮肤紫纹龄斑，类固醇性糖尿病（或已有糖尿病加重），骨质疏松，自发性骨折甚或骨坏死（如股骨头无菌性坏死），女性多毛、月经紊乱或闭经不孕，男性阳痿、出血倾向等。

（2）诱发或加重细菌、病毒和真菌等各种感染。

（3）诱发或加剧复合性胃和十二指肠溃疡，甚至造成消化道大出血或穿孔。

（4）高血压、充血性心力衰竭和动脉粥样硬化、血栓形成。

（5）高脂血症，尤其是高三酰甘油血症。

（6）肌无力、肌肉萎缩、伤口愈合迟缓。

（7）激素性青光眼、激素性白内障。

（8）精神症状，如焦虑、兴奋、愉快或抑郁、失眠、性格改变，严重时可诱发精神失常、癫痫。

（9）儿童长期应用影响生长发育。

（10）长期外用糖皮质激素类药物可出现局部皮肤萎缩变薄、毛细血管扩张、色素沉着、继发感染等不良反应，在面部长期外用时可出现口周皮炎、酒渣鼻样皮损等。

（11）吸入型糖皮质激素的不良反应包括声音嘶哑、咽部不适和念珠菌定植、感染。长期使用较大剂量吸入型糖皮质激素者也可能出现全身不良反应。

（12）停药反应。长期中、大剂量使用糖皮质激素时，减量过快或突然停用可出现肾上腺皮质功能减退样症状。轻者表现为精神萎靡、乏力、食欲减退、关节和肌肉疼痛；重者可出现发热、恶心、呕吐、低血压等；危重者甚至发生肾上腺皮质危象，需及时抢救。

（13）反跳现象。长期使用糖皮质激素时，减量过快或突然停用可使原发病复发或加重，应恢复糖皮质激素治疗并常需加大剂量，稳定后再慢慢减量。

（五）糖皮质激素应用期间的药学监护

糖皮质激素有许多禁忌证、不良反应，用药期间的药学监护非常重要。

（1）有精神病史的患者长期用药，应注意其情绪、行为、睡眠、精神状态等，警惕精神病复发。

（2）注意患者的电解质尤其是血钙水平，如有抽筋、烦躁、心律失常等发生，要及时测定血清钙以决定是否需要补充钙。长期应用可引起骨质疏松，甚至有压缩或自发性骨折的危险。患者外出需有人陪同，睡硬板床。

（3）长期用药者，应定期检查血压、餐后血糖。糖尿病患者应每天查血糖1次，如血糖明显高于正常值，应适当减少激素用量；伴消化性溃疡患者应及时加服抗溃疡药物；高血压患者应根据血压波动及时调整降压方案。

（4）治疗类风湿病时，长期大量使用并不安全，故应以其他消炎镇痛药为主，用本品辅助治疗。

（5）长期用于眼疾时，应每1～2个月检查眼压一次。

（6）注意患者的体重变化。在开始用药后，食欲增进，体重增加；但在稳定后，若体重持续增长，应限制钠摄入量，少吃或不吃高钠食物，多吃清淡及高钾食物。

（7）长期应用可抑制机体免疫功能而致免疫力降低，故应同时加用免疫增强剂。

（8）长疗程使用糖皮质激素，患者会出现向心性肥胖，表现为满月脸、水牛背、痤疮、多毛等，但停药后可逐渐恢复，所需时间为一年左右。要告诉患者不必紧张，更不要擅自停用。

（9）长疗程用药者不可突然停药，否则可致撤药综合征。必须逐渐减量，使药物导致的部分萎缩的肾上腺皮质功能得以恢复，或重建下丘脑-垂体-肾上腺功能，需监护一年左右。如有严重应激情况（创伤、手术、感染等），还需用糖皮质激素或盐皮质激素治疗。

三、抗肿瘤药物的合理使用

鉴于大部分抗肿瘤药物具有显著的毒副作用，抗肿瘤药物的应用一定要遵循谨慎、合理原则。合理应用抗肿瘤药物是提高肿瘤患者生存率和生活质量，降低死亡率、复发率和药品不良反应发生率的重要手段，是肿瘤综合治疗的重要组成部分。在使用抗肿瘤药物过程中，应注意以下几点。

（一）权衡利弊，最大获益

力求患者在抗癌治疗中最大限度地获益。根据患者病情，在用药前进行严格的风险评估，权衡患者对抗肿瘤药物预期毒副反应的耐受力和经济承受力，客观评估预期疗效。即使毒副作用不危及生命，并能被患者接受，也要避免所谓"无效但安全"的不当用药行为。

（二）目的明确，方案有序

抗肿瘤药物治疗是肿瘤整体治疗的一个重要环节，应针对患者肿瘤临床分期和身体耐受情况，进行有序治疗，并明确每个阶段的治疗目标。

（三）医患沟通，知情同意

用药前务必与患者及其家属充分沟通，说明治疗目的、疗效，给药方法及可能引起的毒副作用等，医患双方尽量达成共识，并签署知情同意书。

（四）治疗适度，合理规范

抗肿瘤药物治疗应行之有据，合理规范，依据临床诊疗指南、规范或专家共识实施治疗，确保药物适量、疗程足够，不宜随意更改，避免过度治疗或治疗不足。药物疗效相近时，治疗应舍繁求简、讲求效益，切忌重复用药。

（五）熟知病情，因人而异

应根据患者年龄、性别、种族、既往治疗情况、个人治疗意愿、经济承受能力及肿瘤的病理类型、分期、耐受性、分子生物学特征等因素综合制定个体化的抗肿瘤药物治疗方案，并随患者病情变化及时调整。

对于老年、肝肾功能不全患者，应充分考虑其生理特点，从严掌握适应证，制定合理可行的治疗方案。

（六）处方审核，认真把关

药师调配抗肿瘤药物前必须认真核对患者信息、药品信息，审核药物之间的配伍禁忌及潜在的相互作用。

（七）预防渗漏，安全操作

医护人员应掌握抗肿瘤药物的相关不良反应及药液渗漏发生时的应急预案和处置办法。一旦给药部位出现药液漏出，须及时采取相应的对症处理，以减轻对患者造成的局部损害。有较大刺激性的药物应采取深静脉给药方式。

静脉用药的配液操作，尽可能在静脉用药调配中心（室）内进行，实行集中调配与供应，要有完善的静脉用抗肿瘤药物配置的防护措施和操作规程。

在用药过程中，应注意抗肿瘤药物的输注速度、输注时间、渗漏处理等各个环节，严格把关。

（八）不良反应，谨慎处理

提前评估、及时发现可能出现的毒副作用，提前制定药源性损害的救治预案，毒副反应一旦发生，应及时处理。

第二章　治疗药物监测

治疗药物监测（TDM）是近年来在临床医学领域发展起来的一门新的边缘学科。它以临床药理学、生物药剂学与药代动力学、药物治疗学等理论为基础，运用现代分析手段测定血液或其他体液中的药物浓度，根据患者个体特点制定初始给药剂量和（或）调整给药方案，以期达到提高疗效、避免或减少毒性、发挥最佳治疗效果的目的，是临床药学工作的重要内容之一。

第一节　治疗药物监测的必要性

一、血药浓度与疗效和不良反应的关系

传统的临床用药都是将剂量与药理作用强度相联系的。随着药物体内过程研究的深入和现代分析技术的应用，对药物在体内的作用规律和量效关系的研究在不断发展，大多数药物的药理作用是药物与特异受体相互作用的结果。在一般情况下，受体的数量是相对稳定的，可以直接将药物的药理作用强度与体细胞上受体接触的药物浓度相联系，即作用部位的药物浓度决定药物的药理作用强度。

直接测定作用部位的药物浓度是很困难的。一般作用部位所在脏器或组织中的血液充盈，有足够的血流量，并且血流速度较快，而药物又主要是通过血流运输到作用部位的，作用部位组织液中的药物浓度与血中药物浓度（特别是游离药物浓度）呈快速平衡状态，因此，血药浓度和药物的药理作用强度之间有密切关系。

相同的血药浓度对不同种属的动物可产生极为相似的药理反应，虽然有些药物种属间有效剂量差异很大，但其有效血药浓度却很接近。例如，保泰松在兔和人身上抗炎作用的有效剂量分别为 300 mg/kg 和 5 ～ 10 mg/kg，相差达几十倍，但有效的血药浓度均为 100 ～ 150 mg/L。苯妥英钠血药浓度与临床效应间关系密切，临床大部分患者在用该药进行抗惊厥和抗心律失常治疗时，随着血药浓度的增加，其毒副作用也加大，如表2-1。

表 2-1　苯妥英钠血药浓度与疗效和毒性的关系

血药浓度 /（mg/L）	10 ～ 20	20 ～ 30	30 ～ 40	> 40
疗效与毒性	有效	眼球震颤	运动失调	精神异常

一般药物的血药浓度可分为三个区域，即治疗区或治疗范围、最低有效浓度（MEC）和最小中毒浓度（MTC）。在药物的治疗范围内，多数患者产生治疗效果而不产生不良反应，少数患者可能无效（特别是靠近 MEC 时）或可能中毒（特别是靠近 MTC 时）。

MEC 以下即无效区内，对绝大多数患者无效。MTC 以上即中毒区内，对多数患者可能产生不耐受性不良反应。

许多药物在一定的血浆药物浓度范围以内，对大部分患者产生较高治疗效力及较低毒性。但对于极少数患者不显效力，此时可适当增加剂量以使血浆药物浓度趋于治疗范围的上限。如果患者在一定的血浆药物浓度范围内副作用较强，可适当减量以使血浆药物浓度趋于治疗范围的下限。对于临床上常见的一些不良反应较强的药物，掌握其治疗浓度范围是非常重要的。

许多药物的血浆药物浓度与治疗效应或毒性都相关。一般来说，当血药浓度超过治疗范围时，有害的副作用发生的频率和严重程度就会增加。如地高辛在血药浓度为 0.5 ～ 1.5 ng/mL 时对绝大多数患者有效，且极少有毒性反应，但血药浓度为 1.5 ～ 2.5 ng/mL 时几乎 1/3 的患者发生毒性反应，而血药浓度超过 2.5 ng/mL 时约有 3/4 的患者发生毒性反应。

临床上为了防止或减少药物中毒事件的发生，有效的办法是进行血药浓度监测，及时调整剂量。

二、影响血药浓度的因素

药物进入体内要经历吸收、分布、代谢、排泄等过程，血药浓度除了受药物制剂的生物利用度的影响，还受到其他一些因素的影响。

（一）生理因素

性别、年龄和妊娠等对某些药物的体内过程均有影响。如质子泵抑制剂奥美拉唑，口服相同剂量（40 mg）后，老年人组的血药浓度显著高于年轻人组。研究认为，老年人代谢药物的能力降低、清除率下降是血药浓度升高的主要原因。

（二）病理因素

胃肠道疾病影响药物的吸收，肾脏疾病影响药物的排泄，肝脏疾病影响药物的代谢。例如，吗啡在体内的两种代谢物吗啡 -3- 葡萄糖醛酸苷和吗啡 -6- 葡萄糖醛酸苷主要经肾排泄，肾衰患者排泄能力降低，因此血中吗啡代谢产物维持较高浓度，经过肾移植使肾功能恢复，血中吗啡代谢产物浓度明显下降。

（三）遗传因素

不同种族与同种族不同个体之间体内药物代谢酶活性存在先天差异，从而影响了其代谢药物的能力，代谢快者称为快代谢型（EM），代谢慢者称为慢代谢型（PM），即呈现药物代谢的多态性。这种先天性代谢能力的差异影响了血药浓度和临床疗效。随着遗传药理学的发展，相关学者发现越来越多的药物的体内过程具多态性，这种多态性不仅发生在代谢环节，在吸收、分布和排泄环节也均有可能发生。如抗真菌药物伏立康唑，

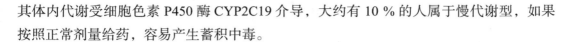

其体内代谢受细胞色素 P450 酶 CYP2C19 介导,大约有 10 % 的人属于慢代谢型,如果按照正常剂量给药,容易产生蓄积中毒。

（四）饮食因素

食物既能影响药物的吸收,也能影响代谢。食物不但可使某些药物血药浓度降低从而降低疗效,而且也可使某些药物的血药浓度升高而使疗效和毒性增加。如西柚汁对环孢素血药浓度的影响与菠菜类食物对华法林的影响。

（五）其他药物或化学物质因素

同时使用的其他药物或因环境污染而进入体内的某些化学物质,可通过在体内的相互作用影响药物的体内过程。例如,器官移植患者需长期使用免疫抑制剂环孢素,并需将血药浓度维持在有效范围内,如果同时使用抗结核药利福平,由于利福平为肝酶强诱导剂,酶诱导作用会使血中环孢素浓度降低,口服环孢素者血中浓度降低非常明显。又如,硫酸氢氯吡格雷在口服吸收后,必须经肝脏 CYP2C19 酶代谢为活性产物才能发挥抗血小板的作用,如果同时使用奥美拉唑等,由于竞争 CYP2C19 酶的作用,硫酸氢氯吡格雷不能代谢为活性代谢产物,致使硫酸氢氯吡格雷作用减弱。

（六）环境因素

气候及其他环境条件改变可能会影响药物的体内过程。除上述因素外,人体的昼夜节律对药物的作用或体内过程也有影响。药物的生物利用度、药物代谢或排泄等,都可能随机体的昼夜节律发生改变。例如,不同时间给予健康人口服吲哚美辛,早晨的血药浓度相较下午显著偏高,与日内其他时间相比,在早晨 7 时服药时血药峰浓度偏高 20 %,而下午 7 时服药时则偏低 20 %。

三、治疗药物监测的范围

药物的治疗效果和毒副作用主要取决于血药浓度,对血药浓度进行监测是提高疗效、减少毒副作用的有效手段。但临床使用药物繁多,并非所有临床应用的药物都必须监测血药浓度,仅有少部分药物列入 TDM 范围。在某些特定生理病理状态下应加强治疗药物监测。

（1）药物有效血药浓度范围较窄,血药浓度稍高则出现毒副作用,稍低则无疗效,如地高辛、奎尼丁等。

（2）药物剂量小、毒性大,如地高辛、盐酸利多卡因等。

（3）药物体内过程个体差异大,不易估计给药后的血药浓度,并且难以通过剂量来控制,如苯妥英钠等。

（4）患某些疾病时有必要监测血药浓度,如胃肠道疾病影响药物的吸收,肝脏疾病影响药物的代谢,肾脏疾病影响药物的排泄。

（5）患者接受多种药物治疗，存在中毒风险或难以评估治疗效果时，要监测血药浓度。

（6）一些药物的毒副作用表现和某些疾病本身的症状相似，如地高辛有时会引起与疾病相似的房颤毒性反应，通过监测血药浓度，可区别症状是由血药浓度过高引起的，还是症状尚未得到控制，并由此确定剂量的增减。

（7）某些需长期使用的药物，如氯氮平、环孢素。

（8）某些药物采用特殊治疗方案时，如大剂量甲氨蝶呤化疗时。

（9）重症感染患者使用抗感染药物时，由于患者的特殊病理、生理状态，需要监测血药浓度，获得 PK/PD 数据，优化抗感染治疗方案。

目前被列入治疗药物监测的常见药物见表 2-2。

表 2-2　目前列入 TDM 范围的临床常用药物及有效血药浓度范围

药物类别	药名	采血时间	有效血药浓度（血清或血浆）
支气管扩张药	茶碱	静脉滴注：（1）滴注下一个剂量前；（2）给负荷剂量后 30 min；（3）治疗开始后 4～6 h；（4）治疗开始后 12～18 h	7～20 mg/L（扩张支气管用）
		口服：（1）用一般制剂后 2 h（药峰浓度）；（2）用缓释制剂后 4 h（药峰浓度）；（3）给下一个剂量前（谷浓度）	6～11 mg/L（抢救新生儿呼吸暂停）
抗癫痫药	卡马西平	达稳态血药浓度后，给下一剂量前（谷浓度）	4～12 mg/L
	苯巴比妥	由于半衰期长，采血时间不重要，可固定在某一时间，以便比较	15～40 mg/L
	苯妥英钠	静脉滴注：给药后 2～4 h 口服，由于半衰期长，采血时间不重要，可固定在某一时间，以便比较	10～20 mg/L（成人、儿童和 3 月以上婴儿）；6～14 mg/L（早产儿、新生儿和 2 周～3 月婴儿）
	丙戊酸钠	给下一剂量前（谷浓度）	50～100 mg/L
	奥卡西平	给下一剂量前（谷浓度）	10～35 mg/L
	左乙拉西坦	给下一剂量前（谷浓度）	10～40 mg/L
抗生素类	阿米卡星	一般 30 min 滴注完，滴完后 5 min 内，或肌内注射后 1 h（药峰浓度），给下一剂量前（谷浓度）	15～25 mg/L（药峰浓度），< 5 mg/L（谷浓度）
	庆大霉素	一般 30 min 滴注完，滴完后 5 min 内，或肌内注射后 1 h（药峰浓度），给下一剂量前（谷浓度）	5～12 mg/L（药峰浓度），< 2 mg/L（谷浓度）
	硫酸卡那霉素	一般 30 min 滴注完，滴完后 5 min 内，或肌内注射后 1 h（药峰浓度），给下一剂量前（谷浓度）	15～25 mg/L（药峰浓度），< 5 mg/L（谷浓度）
	链霉素	肌内注射后 1～2 h（药峰浓度），给下一剂量前（谷浓度）	15～40 mg/L（药峰浓度），< 5 mg/L（谷浓度）
	盐酸万古霉素	一般 1 h 滴注完，滴完后 5 min（药峰浓度），给下一剂量前（谷浓度）	20～40 mg/L（药峰浓度），5～10 mg/L（谷浓度）
	伏立康唑	第 5 个维持剂量给药前	0.5～5 mg/L（谷浓度）

药物类别	药名	采血时间	有效血药浓度（血清或血浆）
治疗精神病药物	盐酸阿米替林	达稳态血药浓度后，给下一剂量前（谷浓度）	$120 \sim 250 \mu g/L$（阿米替林与去甲替林总浓度）
	去甲替林	达稳态血药浓度后，给下一剂量前（谷浓度）	$50 \sim 150 \mu g/L$
	丙米嗪	达稳态血药浓度后，给下一剂量前（谷浓度）	$150 \sim 250 \mu g/L$（丙米嗪与地昔帕明总浓度）
	氯氮平	达稳态后，给下一剂量前（谷浓度）	$300 \sim 600 \mu g/L$
	奥氮平	给下一剂量前（谷浓度）	$20 \sim 80 \mu g/L$
	锂盐	晚上给药后 12 h	$0.3 \sim 1.3$ mmol/L
治疗心脏病药物	盐酸利多卡因	给负荷剂量后约 2 h（若无负荷剂量则给药后 $6 \sim 12$ h）；心脏、肝脏功能不全患者，每 12 h 采血一次	$1.5 \sim 5$ mg/L
	盐酸普萘洛尔	给下一剂量前（谷浓度）	$50 \sim 100 \mu g/L$
	奎尼丁	给下一剂量前（谷浓度）	$2 \sim 5$ mg/L
	地高辛	给药后 $8 \sim 24$ h	$0.9 \sim 2.2 \mu g$（少数患者可高于上限）
疾病药物	胺碘酮	给下一剂量前（谷浓度）	< 2.5 mg/L
抗肿瘤药物	甲氨蝶呤	大剂量化疗时	24 h $< 4 \times 10^{-5}$ mol/L，58 h $< 5 \times 10^{-7}$ mol/L，72 h $< 5 \times 10^{-8}$ mol/L
免疫抑制剂	环孢素	给下一剂量前（谷浓度）	$100 \sim 400 \mu g/L$
	他克莫司	给下一剂量前（谷浓度）	器官移植三个月内 $10 \sim 15 \mu g/L$，大于三个月 $5 \sim 10 \mu g/L$

第二节　治疗药物监测的实施

治疗药物监测的实施步骤一般可分为申请、取样、测定、数据处理及结果解释五步，下面分别就这些步骤做简单介绍。

一、申请

要对某一患者的临床用药进行监测，首先应由临床医师或临床药师提出申请，并详细填写申请单。治疗药物监测申请单是了解患者基本情况及用药情况的主要手段，应认真、准确填写。

在提出申请时，应明确监测的目的。监测对提高合理用药水平是很有意义的，但滥用就会增加患者的费用和痛苦。临床上需要监测的药物范围本章第一节已提及，监测的目的一般有两种：一种是有目的地去解决或搞清楚药物治疗中存在的某一问题，这类监测事先都已研究过，制订了计划，规定了详细的要求，属于研究性的，甚至设计了专用的申请表；另一种是常规性的，监测的目的也不一样，有的想了解当前患者的血药浓度水平是否在有效范围内，有的想了解当前的给药方案是否合理，还有的是参考测定结果，调整给药方案，这些目的应在申请表中说明，以制定合理的样品采集方案。

二、取样

测定样品除血浆、血清及全血外，还可以测定唾液、尿或脑脊液等体液。为了解给药方案是否正确，单测尿药浓度通常是没有价值的，但对药代动力学、生物利用度及药物代谢的研究是有用的。

对患者进行治疗药物监测时，必须注意给药时间、血标本采集时间、药物半衰期、药物作用时间、合并用药情况及患者个人资料（性别、年龄、患有哪些疾病、种族等）几个方面，才能确保监测的有效性和真实性。特别是血标本的采集时间，它与给药时间、药物半衰期、合并用药等都有密切关系。一般来说，应在给药达到稳态浓度（至少 5 个半衰期）后采集血标本，对于给予负荷剂量的情况，达稳态时间会提前。对于半衰期较短的药物，稳态谷浓度一般在下一剂药物给药前 5 min 采样，口服给药稳态药峰浓度一般在给药后 3 ～ 4 h 采集，静脉注射给药药峰浓度一般在给药结束后 5 min 内采集，肌内注射给药后 0.5 ～ 1 h 采样。对于半衰期长的药物，其稳态药峰、谷浓度差别不大，采样时间对结果影响不大。

一般情况下使用血浆或血清标本中的药物浓度进行监测，这两者中的浓度基本平行，但应注意一些特殊药物，如环孢素应采集全血标本，原因是该药在正常人体温度下，在红细胞和血浆中均有分布，所以该药需采集全血标本才能得到一个可靠、可信的结果。此外，还应根据监测的药物的性质考虑是否对样品做抗凝处理，以及选择正确的抗凝管类型。

三、测定

测定结果的准确是治疗药物监测能够正确实施的关键步骤之一，所以测定方法的选择很重要。治疗药物监测方法有液质联用、高效液相色谱法、免疫法及微生物法等，较普遍使用的是高效液相色谱法、荧光偏振免疫法和放射免疫法。荧光偏振免疫法或放射免疫法需要专用试剂盒或测定仪，检测的灵敏度和专属性较强，但成本较高；高效液相色谱法检测的品种多，仪器使用的灵活性大，但其操作较烦琐。近年结合高效液相色谱、自动柱切换和在线萃取等技术，发展了二维液相色谱技术，大大发展了治疗药物监测的分析技术。

建立治疗药物监测的方法必须考虑到专属性、精密度、灵敏度、测定成本及测定一个标本所需的时间等，具体内容将在第三节中论述。

四、数据处理

在治疗药物监测中，数据处理是很重要的。在进行血药浓度测定后，只向临床报告测定的结果，仅仅提供临床考查此血药浓度值是否在有效的范围内，是远远不够的。还应根据患者的血药浓度值，应用药代动力学原理和群体药动学参数，估算具体患者的药代动力学参数，再为患者设计合理的给药方案。

五、结果解释

结果解释是 TDM 实施的关键。TDM 的意义有多大，就看临床药师对结果的分析解释水平有多高。

要正确地解释结果，首先，要掌握必要的资料，详细了解患者的生理、病理状态，尤其要清楚影响药物与蛋白结合率的因素、患者的用药情况、被监测药物的用药过程、被监测药物的有效血药浓度范围、被监测药物的剂量 - 血药浓度效应间的相关程度及其影响因素、被监测药物动力学参数的群体值。其次，比较实测结果与预计结果，如不相符，则应做出相应的解释，可以从患者是否服从治疗、药物制剂的生物利用度、药物的蛋白结合率、影响动力学参数的生理与病理诸因素等来考虑。再次，应观察血药浓度与疗效的关系，也就是说血药浓度在有效范围内时，临床是否有效，有时会遇到不一致的情况，就应考虑其原因，着重考虑影响药效的各种因素。最后，根据新的参数制定新的用药方案，在治疗后重新监测血药浓度，一般来说，此时实测值应与预计值比较相近。如长期使用该药物时，还应定期监测，以观察血药浓度是否有变化，因为这种情况会常常发生。

对结果进行解释时，还应加强与临床医师的沟通与合作，虚心听取他们的意见，因医师对患者的病情、用药情况、药效的观察是最清楚的，必要时也应该访问患者，这样才能使结果的解释比较符合客观实际。

为了做好结果解释，首先必须掌握患者的临床资料和药物的药动学参数等。

（一）临床一般资料

对于每一个需要血药浓度监测的患者都应参考表 2-3 中的内容，除了看申请单，需要时还应深入临床去了解。

表 2-3　应该掌握的临床资料

分类	具体内容
一般情况	年龄、性别、体重、身高
诊断	主要症状
并发症	影响动力学参数的疾病，如肝肾功能不正常等
肾功能	血清肌酐、血中尿素氮
肝功能	蛋白质、人血清白蛋白、胆红素、酶等

续表

分类	具体内容
蛋白结合	血清蛋白质浓度，白蛋白、球蛋白、α1 酸性糖蛋白、胆红素、脂肪酸等置换因子
电解质	血清中 Na^+、K^+、Ca^{2+} 等离子；酸碱平衡
营养状态	特殊饮食、深静脉营养等
合并用药	影响动力学参数的药物；影响生化指标的药物；影响测定方法的药物
与药效有关因素	剂量、中毒的可能、治疗效果
抗生素	细菌、感染部位、感染严重程度、MIC
用药情况	药物的给药方案
采样情况	采血准确的时间、采样条件

对于表 2-3 中的内容，并不是每一个患者服用每一种药物时都需要全部了解。但如果该患者的病历上有这些内容的记录，应该收集起来，有些生化项目的指标对分析结果很重要，如果缺乏应该补充。

（二）药代动力学及抗菌药物 PK/PD

对于要监测的药物，首先必须了解表 2-4 中的内容。

表 2-4 应该掌握的药代动力学资料

分类	具体内容
健康人群的参数	模型与各项动力学参数
疾病状态时的参数	肝、肾、心、肺、甲状腺等疾病时，休克、烧伤时，肥胖、浮肿时，发热时，血透时
生理变化时的参数	年龄（乳儿、幼儿、老年）、性别、妊娠、遗传、种族、饮食（高蛋白、高碳水化合物等）、活动情况（劳动时、睡觉时）、环境、嗜好（烟、酒、茶等）

表 2-4 中的内容所要求的数据并不一定都能收集到，但起码要了解这些因素对药代动力学参数的影响，或者分析时考虑到这些因素的影响，并不断积累这方面的资料与经验。

对于抗菌药物的治疗药物监测，除了考虑各药物在健康人群和疾病状态下的药动学特征（PK），还必须考虑感染微生物、最低抑菌浓度（MIC）等 PD 参数，结合 PK/PD 来优化抗感染药物的剂量方案。例如：喹诺酮类、氨基糖苷类抗菌药物疗效和副作用主要与 24 h 药峰浓度、最低抑菌浓度等相关；而头孢菌素、碳青霉烯类抗菌药物的疗效主要与全天血药浓度高于 MIC 的时间有关，如一般情况下，碳青霉烯类抗菌药物 24 h 内血药浓度高于 MIC 的时间需超过 70 % 才有比较理想的疗效。

因此，喹诺酮类、氨基糖苷类抗菌药物一日剂量最好一次足量给予，如左氧氟沙星，每次 400 mg，每日 1 次，相对每次 200 mg，每日 2 次疗效更好，不良反应也没有增加。而头孢菌素、碳青霉烯类抗菌药物则需要一日多次给药，甚至采取持续滴注的给药方式。

（三）药物代谢酶与受体的基因多态性

药物在体内吸收、分布、代谢和排泄环节都有可能受药物代谢酶或转运体基因多态性的影响，因此在不同个体给予相同剂量后，血药浓度和药动学参数存在差异。例如：药物氧化代谢酶 CYP2C9 的基因多态性导致不同人种华法林、甲苯磺丁脲的剂量存在差异，该酶的活性还容易受卡马西平、苯巴比妥、利福平等诱导，产生药动学相互作用；CYP2C19 的基因多态性可能影响奥美拉唑、盐酸普萘洛尔等的血药浓度；CYP2D6 的基因型显著影响着卡维地洛和去甲替林的稳态血药浓度。此外，药物代谢转移酶、Ⅱ相代谢酶的基因多态性也会影响药物的血药浓度。

药物在体内的吸收和分布往往受药物转运体的影响，常见的药物转运体如 ABCB1 转运体（P-糖蛋白），ABCB1 的作用底物范围非常广泛，其遗传多态性可以显著影响药物体内处置，也是药物浓度存在个体差异的主要原因之一。ABCB1 的多态性也是影响肿瘤化疗敏感性及不良反应的因素。

药物剂量或浓度与药物效应之间的量效关系主要由受体决定。个体间可因各种药物动力学过程中的差异而导致受体部位有不同的药物浓度，药物的效应不仅与受体部位浓度相关，更与受体与药物的亲和力和受体本身的活性相关。药物受体基因多态性影响与之作用的特异性药物的效应，如磺酰脲受体多态性可引起磺酰脲类降糖药反应异常。

（四）血药浓度实测值与预估值的比较

根据群体药动学规律和患者的具体情况，可以对患者给药后的血药浓度进行估算，并根据目标浓度设计给药剂量。血药浓度监测的目的，是确定患者在按照设计的给药方案治疗后疗效如何，是否发生不良反应，血药浓度是否在预估范围。血药浓度监测结果与预估值比较及出现偏差的可能原因分析见表 2-5。

表 2-5 血药浓度实测值与预估值的比较

比较结果	应考虑的因素
实测值＞预测值	患者是否按医嘱用药； 药物制剂的生物利用度偏高； K_a 比预想的慢，在消除相的血药浓度升高； 蛋白结合率增加，游离药物减少，以致血药浓度升高； V_d 比预想的小； 消除比预想的慢
实测值＜预测值	患者是否按医嘱用药； 生物利用度偏低； K_a 比预想的快，在消除相的血药浓度下降； 蛋白结合率下降，游离药物增加，以致血药浓度下降； V_d 比预想的大； 消除速率增加

综上所述，将结果解释概括为以下几点。

（1）确定血药浓度测定值是否为稳态浓度。

（2）根据患者资料及群体药动学参数预估个体药动学参数。

（3）运用适当的药动学模型及预估的药动学参数预测血药浓度。

（4）比较实测浓度与预估浓度，如果相符，则认为患者药动学参数的估计是适当的，是否需要调整剂量则取决于实际血药浓度和其他因素，特别是疗效反应。如果不相符，首先核实患者是否按医嘱服药。若是，则需要个别修改药动学参数的预估值，并分析原因，同时向医师解释出现这种差异的可能原因，提出调整剂量的意见。

（5）血药浓度监测后，应将结果解释以报告的方式发给临床医师。报告的内容主要包括以下几点。①患者资料。姓名、年龄、体重、药品名称。现在给药时间表、血药浓度实测值。②血中浓度的药代动力学分析、患者参数（清除率、分布容积、半衰期等）的评价和文献资料的比较。误差或引起误差的原因，是否达到稳态血药浓度，是否存在不适当的采样时间。如果有必要，应制定适当的取样要求。③结果。如果给药方案有必要调整，那么确定一个合适的给药方案。

第三节　治疗药物监测分析方法与质量控制

一、体内药物分析方法

治疗药物监测的重要任务之一是对生物样品中的药物或代谢物进行定量测定，从而评估给药剂量是否合适。建立灵敏、准确、快速的体内药物分析方法，获得患者用药后的药物浓度，是实施治疗药物监测的前提。色谱法和免疫法是生物样本中药物定量分析最常用和可行的方法。色谱法中最常用的是高效液相色谱法、高效液相色谱-质谱联用法和气相色谱-质谱联用法，免疫法中常用的是荧光偏振免疫分析法和酶联免疫法等。下面以色谱法为例介绍体内药物分析方法的建立过程。

分析方法建立包括移植或改进现有文献方法及完全由分析工作者建立新方法。前者较为常见，可参照文献报道的方法并根据现有的实验条件直接引用或改进后使用；而后者是新建立分析方法，常常有一定难度。建立分析方法时，了解现有分析方法情况，查阅与熟悉文献是十分必要的。

建立分析方法前应了解以下主要内容。

（1）药物的主要理化性质。

（2）药物体内存在状态、体内代谢及主要药代动力学参数。

（3）分析方法应用的目的。

应用于新药体内研究（如药代动力学、生物利用度）的方法，不强调快速、简便，但要求有较高的灵敏度和准确度，应用于常规治疗药物监测的分析方法，则应在具有一定准确度和灵敏度的基础上，着重强调快速、简便，以便及时为临床提供血药浓度数据。

（一）样品的种类、采集和贮存

体内药物分析最常用的样品是比较容易得到的血样（含血浆、血清和全血）、尿液、唾液。有时在特殊情况下也可采用粪便、胆汁、羊水、脊髓液、泪液、乳汁及各种组织或接近药物作用靶点的样品。

分析样品的一般选取原则：①能够反映出药物浓度与效应之间的关系。②易于获取。③便于样品处理及分析测定。④满足实验的特殊目的和要求。

1. 血样

体内药物分析最常用的样本是血浆和血清，尤其是血浆。因为药物在体内达到稳定状态后，血浆中的药物浓度与药物作用靶器官的浓度紧密相关，血浆中的药物浓度可反映药物在靶器官中的状况。

在全血中加入肝素、EDTA-2Na 等抗凝剂，离心后分取血浆。全血中不加抗凝剂，在自然状态下由于血液中纤维蛋白原等影响，血块会凝结而析出淡黄色的液体，离心后分取血清。一般来说，血清药物浓度与血浆药物浓度相近或略低。

对大多数药物来说，药物在血浆中的浓度与在红细胞中的浓度成正比，测定全血浓度与血浆浓度意义相同，而全血的净化较血清和血浆更麻烦。但是也有极个别的药物可与红细胞结合，其全血浓度与血浆浓度差别较大，此时宜采用全血测定，如免疫抑制剂环孢素。采用全血测定时也应加入抗凝剂混匀，防止凝血。

2. 尿样

尿样浓度测定主要用于药物剂量回收研究、药物代谢研究、药动学及生物利用度研究等。

体内药物主要通过尿液排出，尿中药物可能以原型、代谢物及其结合物等形式存在，如药物与葡萄糖醛酸结合等。因此，尿样的测定首先要考虑将结合的药物采用合适的办法使之游离出来，一般与葡糖醛酸结合的药物可在碱性条件下水解成游离药物，对一些酸碱条件下不稳定的药物应采用酶解法。

尿液药物浓度较高。但由于不同个体尿量差别较大，且与饮水量关系大，浓度值的变异非常大，采集尿样时最好严格规定饮水量，并且一般是收集一段时间内尿中药物总量，即采集一段时间内全部尿量，准确记录体积，留取一定量，离心，测定浓度，再计算出尿药量。

3. 唾液

唾液采集因采集方便，无创伤性，易于被患者接受。唾液浓度与血药浓度通常具有相关性，因此采用唾液药物浓度测定进行药动学研究，对治疗药物监测具有实际意义，并逐渐引起注意。据报道，对于茶碱、苯妥英钠、地高辛，唾液中药物浓度与血中游离药物浓度非常接近。

唾液的采集一般在漱口后 15 min，收集口内自然流出或经舌在口内搅动后流出的混合唾液，然后离心，吸收上清液即可。因唾液分泌量受一些因素的影响，其浓度没有血样稳定，采集时要控制好唾液分泌量。

除血样、尿样和唾液常作为体内药物分析的样品外，在动物实验中：为了研究药物在体内各脏器的分布状况，需要采取肝脏及其他各脏器组织匀浆后进行测定；为了了解药物在乳汁中的分泌情况，往往采集乳汁测定；为了了解药物的排泄情况，常采用尿样、胆汁、粪便等测定。

无论是血样、尿样、唾液，还是组织样品，往往不能采集和分析一步完成，采集的样品往往需要在合适的条件下贮存。

血样应及时离心，分取血清或血浆，取全血分析者则直接采集，一般置 -20 ℃冰箱中贮存。

尿样离心后的上清液置 4 ℃冷藏或 -20 ℃冰箱中贮存，可同时加入甲苯（每100 mL尿中加 1 mL）或三氯甲烷（加少许三氯甲烷振摇使饱和，底部留有少量三氯甲烷）作为防腐剂。

组织样品一般置 -80 ℃超低温冰箱中保存。

无论是冷藏、-20 ℃冰冻，还是 -80 ℃超低温保存，生物样本中的药物也只是处于一个暂时的平衡状态，为了确保贮存过程对药物测定结果没有影响，生物样本贮存时应考虑如下因素。

（1）样品应贮存在什么条件下。

（2）样品在贮存期中会对分析结果产生什么影响。

（3）如何判断药物在贮存过程中是否稳定。

（4）如果样品不稳定，如何预防或校正分析结果。

常用的检测样品稳定性的方法如下。

（1）重复测定样品法：将同一样品平均分成几份，在设计的贮存条件下每隔一定时间测定 1 次，比较结果，判断是否稳定。

（2）随行标准测定法：在预期的范围内配制标准系列溶液，与样品同条件下贮存，同时分析，观察标准液浓度的变化。应根据稳定性考察结果确定贮存条件，重新选择更稳定的贮存条件或在测定中对结果加以校正。

（二）测定前样品的处理

样品预处理是体内药物分析极其重要的一个环节，也往往是分析中最困难的一部分。

1. 样品预处理应考虑的因素

（1）药物的理化性质：样品的预处理与分析方法均依赖待分析药物及其代谢物的理化性质，根据药物的酸碱性质（pK_a），未电离分子的亲脂性、挥发性等可推测出药物的提取条件（不同 pH 的分配系数、有机相中溶解度性质）及是否挥发损失和能否采用色谱法测定。根据药物的光谱特性及官能团性质选择分析仪器和是否需要进行衍生化反应，以及是否应用特殊检测器。待测药物的化学稳定性也涉及样品处理条件的选择。

（2）待测物的浓度范围：在体内药物分析中，药物在样品中的浓度相差极为悬殊，如地高辛治疗浓度为 $1 \sim 2 \mu g/L$，而阿司匹林治疗浓度为 $150 \sim 300 \mu g/L$，相差百倍以上；生物利用度研究时多采用一次单剂量服药，比临床治疗多次服药浓度低。显然，浓度大的样品，处理要求稍低；浓度越小，则样品处理的要求越高。

（3）是否有活性代谢产物：药物在体内常产生很多代谢物，有些仍具有药理活性，需要与原型药物分别测定。代谢物的极性一般较母体药物大，可借用分步萃取或洗脱色谱法进行分离。

（4）药物测定的目的：药物测定的目的不同，样品预处理的要求也不同。对急性中毒病例，要求快速鉴定所怀疑的药物，应在尽可能短的时间内获得定性或定量的数据，因此对样品制备的要求可放宽些；如果测定药物及其代谢物，要求代谢物从结合物中释放出来并在不同 pH 介质中分离以获得酸性、中性或碱性代谢物，因此对样品制备的要求就应细致周到。

（5）生物体液和组织的类型：样品预处理方法的选择应依据所选用的待测生物样品的类型。例如：血浆、血清及组织匀浆常要去除蛋白，然后提取；唾液样品则主要通过离心沉淀除去黏液蛋白，取上清液测定；测定排泄物（多用尿）中的结合物常需采用酸碱法或酶法使结合物水解等。

（6）样品分析检测方法：样品制备和需要净化的程度与所用方法是否专属、是否具有分离能力及检测系统对不纯样品带来玷污的耐受程度和对测定效率的影响有关。如免疫法样品处理较简单，而色谱法样品预处理工作要相对复杂一些。

2. 去除蛋白

在测定血浆、血清、全血及组织匀浆等样品中的药物时，最先进行的处理步骤是去除蛋白，这样处理不仅使结合型的药物释放出来，还便于测定药物的总浓度。同时，在提取等步骤前除去蛋白，可以得到较"干净"的提取液及减少乳化的形成，使提取比较顺利进行。此外，这也是为了保护高效液相色谱柱、免除样品对仪器的损害和对测定的干扰。

（1）加入沉淀剂和变性试剂：通常除去蛋白的方法是加入沉淀剂或变性试剂（如硫酸铵、甲醇、乙腈等），使蛋白质脱水沉淀，或与蛋白质形成不溶性盐（如三氯醋酸、高氯酸、磷酸、重金属离子、汞盐、铜盐等）而沉淀。各种蛋白沉淀剂的相对效率见表2-6。值得注意的是，一些与血浆蛋白结合力强的药物往往随蛋白一起沉淀，测定的回收率较差。对于一些酸、碱条件不稳定的药物，应选用有机溶剂或中性盐作为蛋白沉淀剂。一般药物中最常用的蛋白沉淀剂为高氯酸和三氯醋酸及甲醇、乙腈等。

表 2-6 各种蛋白沉淀剂的相对效率

沉淀剂	上清液的 pH	每一容积血浆所加入沉淀剂容积								
		0.2	0.4	0.6	0.8	1.0	1.5	2.0	3.0	4.0
10 %（W/V）三氯醋酸（TCA）	1.4 ～ 2.0	99.7	99.3	99.6	99.5	99.5	99.7	99.8	99.80	99.8
6 %（W/V）$HClO_4$	< 1.5（2.0）	35.4	98.3	98.9	99.1	99.1	99.2	99.1	99.10	99.0
钨酸盐 ~ H_2SO_4	2.2 ～ 3.9（7.0，6.5）	3.3	35.4	98.6	99.7	99.7	99.0	99.8	99.90	100.0
5 %（W/V）H_3PO_4	1.6 ～ 2.7（4.8）	39.8	95.7	98.1	98.3	98.3	98.5	98.4	98.20	98.1
$CuSO_4$ ～ Na_2WO_4	5.7 ～ 7.3（8.0）	36.5	56.1	78.1	87.1	97.5	99.8	99.9	100.00	100.0
$ZnSO_4$ ～ NaOH	6.5 ～ 7.5（8.0）	41.1	91.5	93.0	92.7	94.2	97.1	99.3	98.80	99.6
$ZnSO_4$ ～ Ba（OH）$_2$	6.6 ～ 8.3（8.7）	45.6	80.7	93.5	89.2	93.3	97.0	99.3	99.60	99.8
乙腈	8.5 ～ 9.5	13.4	14.8	45.8	88.1	97.2	99.3	99.7	99.80	99.8
丙酮	9 ～ 10	1.5	7.4	33.6	71.0	96.2	99.1	99.4	99.82	99.3
乙醇	9 ～ 10	10.1	11.2	41.7	74.8	91.4	96.3	98.3	99.10	99.3
甲醇	8.5 ～ 9.5	17.6	17.4	32.2	49.3	73.4	97.9	98.7	98.90	99.2
饱和（NH_4）$2SO_4$	7.0 ～ 7.7	21.3	24.0	41.0	47.4	53.4	73.2	98.3	**	**

注：* 括号中 pH 为每容积血浆加沉淀剂 0.2 容积时的上清液 pH；在钨酸盐～ H_2SO_4 中为 0.4 容积时的上清液 pH。** 样品显浑浊，妨碍准确测定。

（2）酶消化法：主要用于待测组织样本中蛋白的去除。最常用的是蛋白水解酶中的枯草菌溶素，其不仅可以使组织酶解，还可使药物析出。方法是先将待测组织用 Tris 缓冲液（pH=10.5）浸润，加入酶，60 ℃孵育 1 h，随后用玻璃棉过滤，得澄清溶液，即可供提取或直接测定。

酶消化法的优点为：①可以避免某些药物的酸水解及高温降解。②对蛋白结合率高的药物（如保泰松和苯妥英钠）可显著改善回收率。③可用有机溶剂直接提取消化液而无乳化生成的危险。④当采用高压液相色谱法（HPLC）进行检测时，无须再进行过多的净化操作即可直接测定，浓度太低时应进行萃取浓集。

酶法的主要问题是不适用于一些在高 pH 环境下易水解的药物。

（3）超滤法：药物或代谢物多为低分子量化合物，与蛋白质分子量相差甚远，因此体液可通过特殊的微孔滤膜进行超滤，将药物与蛋白进行分离。此法不适合与蛋白结合力强的药物，其易与蛋白结合而随蛋白被滤除；此外，会有部分药物吸附在超滤薄膜上而影响回收率；蛋白也易于将微孔滤膜堵塞，影响超滤效率。

（4）柱切换：实际上是利用固相萃取或超滤的原理，在分析柱前增加一个预处理柱，用一个微电脑控制的多通阀使溶剂或样品按规定通过预处理柱，从而使药物与蛋白分离，药物进入分析柱，蛋白则被冲入废液中。

3. 液 - 液萃取

液 - 液萃取（提取）是生物药物分析中应用得最多的分离、净化、浓缩样品的方法。

目的是将待测的对象 —— 药物或代谢物从大量的共存物中通过液 - 液分层分离出来，并通过溶剂蒸发等办法使待测物得到浓集。

液 - 液萃取最关键的问题是建立的方法要有高选择性，即对待测物提取率高，而共存的杂质不会被带入萃取相中。很多因素都会影响提取的效率。主要因素有介质的 pH、溶剂的极性及纯度、混合溶剂的比例、提取的时间、溶剂的蒸发等。下面简要介绍怎样优化萃取条件。

（1）溶液 pH 的调节：一般来说，当药物在水相中以非电离形式存在时，易于被有机相萃取，而改变水相溶液的 pH，可以使药物离子型与非离子型的比例发生改变，因此在进行液 - 液萃取时，一般将水相的 pH 调整至使待测药物主要以非电离形式的分子存在，再加入有机溶剂提取。

水相的最佳 pH 的确定主要与待测药物的 pKa 值有关。当 pH 与 pKa 值相等时，50 % 的药物将以非电离形式存在。对于碱性药物，当 pH 高于 pKa 值 1 ～ 2 个 pH 单位时，可使 90 % 的药物以非电离形式存在；对于酸性药物，当 pH 低于 pKa 值 1 ～ 2 个 pH 单位时，可使 90 % 的药物以非电离形式存在。因此，萃取的一般规律为酸性药物应在酸性介质中萃取，碱性药物应在碱性介质中萃取，中性药物则宜在中性条件下萃取。当一些碱性药物在碱性条件下不稳定时，则应在近中性条件下用三氯甲烷和异丙醇提取。有时为了纯化样品，需要将药物从有机相中反萃取至水相时，则正好与以上规律相反。

以上规则与高度解离的极性化合物（如季铵盐类）、两性化合物并不相符，这些化合物很难用有机溶剂从水相中定量地提取出来，一般需加入离子对试剂使之成为具有一定脂溶性的离子对化合物，再用"离子对"技术或固相萃取技术进行提取。

选择最佳 pH 条件还应注意的是，考虑到尽量不使体液中的杂质进入提取溶剂中，应以在 pH 偏高的情况下进行提取为宜。因为体内内源性杂质多是酸性的，一般不含脂溶性碱性物质，所以它们在碱性条件下不会被萃取出来。

在溶剂提取时，为了保持溶液 pH 的稳定，多采用缓冲溶液，这样也可维持提取效率的重现性。

（2）提取溶剂的选择：在液 - 液萃取中，溶剂多采用既能满足提取需要，又是极性最小的溶剂，从而既可得到合适的回收率，又可使干扰"杂质"的提取量减至最小。

为了克服极性小的碳氢化合物溶剂提取能力弱的问题和减少药物在容器表面的吸附损失，常在碳氢化合物溶剂中加入少量醇类，如正庚烷加 1 % 乙醇后则在 pH 为 10.2 时有较高的提取能力，也可用环己烷加 2 % 异戊醇或环己烷加 2 % 丁醇等提取液，三氯甲烷与异丙醇的混合液（4∶1）是从血样中提取茶碱的一种非常好的提取溶剂。

可以利用不同极性混合溶剂来提取药物和净化去除血浆中的脂肪酸类，如用己烷和甲醇（或甲醇和盐酸）对溶剂提取蒸发后的残渣进行分配，这样残渣中脂溶性成分进入己烷相（弃去），而药物分配至甲醇相。当然，只有药物在己烷/甲醇中的分配比率很低，才能用此法净化脂肪酸杂质。如用 HPLC 法测定全血环孢素浓度时，第一步一般采用醚类提取，浓缩后残渣用正己烷和甲醇进行第二次提取，弃去烷层，取甲醇层进样分析。

（3）提取技术：由于液体样品量少且药物含量低，一次分析的样品数量较多，提取时通常不采用反复提取的方法，多半进行一次（至多二次）提取，在改变 pH 后，从有机相回提至水相也只进行一次。一般并不考虑"提取尽药物"，提取也多在带塞（磨口）的试管中进行。由于不能采用反复提取将药物提尽的办法，要达到样品定量测定的目的，提取溶剂必须精确加入，提取液要定量分出（转移），必须平行操作，才能确保各份样品提取率一致。在以后的各个阶段如蒸发、溶解及衍生化、进样操作中也要尽可能一致。但是，在实际操作中往往难以达到每次操作的完全平行，因此会引入较大误差。故多采用在提取之前，于各样品中加入等量的内标，用待测组分峰面积（或峰高）与内标峰面积（或峰高）之比进行定量。这样，在提取、浓缩、进样等一系列操作过程中，若有微量损失，对于待测组分与内标响应值之间比值的影响较小。

混合方法：可在密塞情况下将试管平置于振荡器内振荡，振荡时间和强度视被测组分和萃取溶剂的情况而定。对于易乳化的样品，振荡宜轻缓，但可适当延长时间。也可将试管竖直放在旋涡混合器上旋摇。有人推荐采用首尾颠倒混合方式，缓缓摇动使两相充分接触，或者采用滚动方式，可大大减少乳化发生的可能性。在样品量少的情况下，采用旋涡振摇方法较好。

（4）提取溶剂的蒸发浓缩：提取所得溶剂量常为数毫升，浓度较低，往往不能直接供气相色谱（GC）或 HPLC 测定，所以需要采取浓集办法。最常用的方法如下。

①吹氮法：将装有提取液的尖底试管置于 40～50 ℃的水浴中，将氮气流吹向管内液面，使溶剂挥散。此法简便易行，但当样品量大或溶剂不易挥发时往往耗时较长。

②真空蒸发：一般采用真空旋转蒸发器进行蒸发，此法适用于溶剂量较大的样品。

溶剂蒸发所用试管的底部应呈尖锥形状，这样可使最后数微升溶剂集中在管尖，然后再用流动相或其他合适的溶剂溶解残渣。溶剂蒸发往往也是痕量待测组分遭受损失的重要原因。

4. 固相萃取

固相萃取也称液 - 固萃取，是目前应用的较理想的生物样品预处理方法。它的基本原理是利用固体材料作为固定相，当含多组分的生物样品溶液通过时，由于生物样品中的各组分在固定相上的亲和性不同，某些极性大的物质（如蛋白质等）甚至根本不吸附，可从固定相的缝隙中流过，而一些药物及内源性杂质则被吸附，再选取不同洗脱力的溶剂（流动相）依次冲洗，使药物与杂质分离。

固相萃取填料一般有两种：一种常采用亲水性的硅藻土，当样品通过此种填料时，被全部吸附在固相颗粒表面，形成一薄层，再使用与水不相溶的有机溶剂将药物洗脱下来；另一种是采用疏水性的填料，如活性炭、聚苯乙烯或 C_{18}、C_8 键合硅胶，当样品通过此种填料时，一些亲脂性药物被吸附，而亲水性的杂质、蛋白质等不被吸附而直接通过填料，被吸附的药物则再被适当的有机溶剂洗脱下来。

目前常用的药物分离固相萃取填料多为疏水性和亲水性填料的混合物，并填充在一个注射器筒状的小柱中。

固相萃取流程中活化和平衡萃取柱时不宜抽干，而上样品和冲洗后应尽可能将固定相（填料）上的水抽干，使不能被固定相吸附的蛋白质等杂质除尽，然后再用洗脱液洗脱。各溶液流过萃取柱的速度一般控制在 1 ~ 2 mL/min。

为了提高萃取的工作效率，最早的萃取方法是离心法，即将上样后的小柱置于离心机中，使溶剂尽快甩出。但由于离心速度不好控制，后来发明了固相萃取装置，一般为一个能抽至真空的透明玻璃缸，上面能同时装 8 ~ 24 支固相萃取柱，实现了多个样品同时处理，并能通过控制真空度来调节样品或溶剂通过萃取小柱的速度，极大地方便了操作。目前，个别实验室已使用微电脑控制加全自动固相萃取装置，大大提高了工作效率，并避免溶剂挥散，对实验人员的劳动保护及环境保护都是有利的。

与液 - 液萃取一样，固相萃取的洗脱液往往不能直接在 GC、高效液相色谱仪上进行分析，必须进行浓集处理，浓集的方法见液 - 液萃取部分。

固相萃取技术相较液 - 液萃取有明显的优势：①避免形成乳化现象。②所有溶剂多为水和甲醇，使用安全、价廉。③萃取效率高。④可同时处理多个样品，速度快，工作效率高。

其缺点为：①生物样品宜高速离心后再上样，否则易阻塞固相萃取柱。②进口的固相萃取柱多为一次性消耗品，相对来说成本较高。

4. 固相微萃取

固相微萃取与固相萃取原理相似。其装置类似于气相色谱的进样器，在其针头插入生物样品中后，可将涂有固相填料的"萃取头"伸入样品中，目标药物被吸附在"萃取头"上而蛋白质等杂质不被萃取，然后把它放入适当的溶剂中使目标药物被洗脱；或直接将针头插入气相色谱的采样室，将"萃取头"暴露，让高温将目标物萃取并直接进入气相色谱分析。固相微萃取耗材价格较贵，成本较高，但对于量特别少的生物样品，不失为一种理想的萃取技术。

（三）测定方法的建立

1. 色谱条件的选择

药物分析方法的色谱条件主要包括固定相、流动相和检测器。固定相即色谱柱，可以是正相柱、反相柱、毛细管柱、填充柱及凝胶柱、手性柱等。对于 HPLC，流动相主要由一定比例的有机相和水或缓冲液组成。对于 GC，流动相一般指载气，如高纯氮气、氦气，载气的流速和柱温也是 GC 的重要色谱条件之一。检测器应根据被测药物的性质来选择。HPLC 最常用的检测器为紫外检测器（UVD），主要用于具有紫外吸收特征药物的分析，荧光检测器（FLD）、电化学检测器（ECD）、质谱检测器（MSD）等次之。

GC 常见的检测器有氢火焰检测器（FID）、氮磷检测器（NPD）、电子捕获检测器（ECD）、质谱检测器（MSD）等。

根据待测药物的性质，查阅有关文献，初步确定色谱条件后，将待测药物或代谢产物、内标用适当的溶剂溶解后直接进样，根据出峰情况，调整色谱参数或流动相组成，必要时还应更换色谱柱，使药物、代谢产物和内标在色谱图上有合适的保留时间、峰形和分离度。由此可初步获得以下信息。

（1）药物、代谢产物和内标分离所需的色谱条件。

（2）合适的检测器和检测波长。

（3）药物、代谢产物和内标进样量与响应值（峰高或峰面积）的关系，大致了解最低检测量和所需加入的内标量。

2. 萃取回收率考察

要准确测定体液中的药物浓度，首先必须将药物从复杂的基质中萃取出来，萃取回收率一般不低于 70 %。因此，初步建立色谱条件后，首先要考察的是萃取问题。

（1）药物自蒸馏水中的萃取试验：选择合适的萃取方案时，可先考察组分自蒸馏水中萃取的情况，具体方法是将几种组分（药物、代谢产物和内标）共同溶于适量蒸馏水中，形成一定浓度，在适当的 pH 条件下（如加入适量缓冲液）用有机溶剂萃取。萃取时可首先试用乙醚、三氯甲烷、乙酸乙酯等，对于水溶性较强、不易萃取至常见有机萃取液中的药物，应首选固相萃取方法。在有机相挥干后的残渣（萃取物）中加入适当溶剂如流动相或甲醇使之溶解，然后吸取适量溶液进样，按照纯品直接进样时确定的色谱条件测定，观察色谱图上的色谱峰及杂质峰情况。理想的情况是色谱图上只出现组分峰（药物、代谢产物和内标峰）及溶剂峰。溶剂峰是溶解萃取物的溶剂进样后产生的色谱峰，它一般出峰最早，不干扰后面的组分峰。但是太大的溶剂峰应当予以避免，因为它可能掩盖后面保留时间较短的组分峰。若遇此情况，并且已通过调整色谱参数或改变色谱条件尚不能分开，则应更换溶解萃取物的溶剂。例如：用 HPLC 分析时，可使用流动相溶解萃取物；用 GC-FID 分析时，可用对检测器响应小的溶剂（如二硫化碳）溶解萃取物。

干扰杂质及其处理：一般情况下按照上法得到的色谱图除组分峰和溶剂峰外，往往还会出现一些杂质峰，它们主要来源于萃取溶剂和加入的试剂（如缓冲液等）。尤其是萃取溶剂一般加入量较多（通常 2 ～ 5 mL）时，若其含有挥发性低的杂质，它们就会残留在萃取物中，进样后则成为杂质峰。若这些杂质峰能与组分峰（药物、代谢产物与内标峰）完全分离，即不干扰组分峰，则萃取溶剂不需处理。若有干扰，则应有针对性地进行处理。通常是分别取等量的萃取时加入的各种试剂（如萃取溶剂、缓冲液，甚至蒸馏水）单独试验，查出杂质的来源，并进行处理。如怀疑色谱图上的杂质峰可能由萃取溶剂乙酸乙酯产生，则应取定量的乙酸乙酯（与萃取时相同用量）置尖底试管中直接挥干，然后按照相同方法将"残渣"溶解后进样，观察是否有相同保留时间的杂质峰在色谱图上出现，由此可确定该杂质峰是否来源于萃取时使用的溶剂。若已证明杂质峰来源于加入的某一种试剂，最简单的方法是换用纯度高的溶剂和试剂，但必要时也可以进行纯化处理，如进行重蒸馏等，除去杂质。

以上药物自蒸馏水中的萃取试验，除观察色谱图上出现的组分峰、溶剂峰和杂质峰外，还应初步了解组分（尤其是药物和代谢产物等被测组分）自水中的萃取回收率。其方法是：将定量组分自蒸馏水中萃取进样后得到的峰响应值（峰高或峰面积）与等量的组分直接进样得到的峰响应值相比，可大致了解组分自水中的萃取回收率。一般要求药物、代谢产物自水中应有适当的萃取回收率，若回收率太低，则相应自血浆中的萃取回收率也很低，建立的分析方法就不能用于测定血药浓度的样品。

因此，通过组分自蒸馏水中的萃取试验可获得以下信息：①初步确定合适的萃取条件（萃取溶剂种类、用量、水相 pH 及挥干、浓集的条件等）。②考察萃取过程中使用的溶剂、试剂的纯度是否合适。③初步了解被测组分的萃取回收率。

（2）药物自血浆中的萃取试验：在上面已考察了自蒸馏水中萃取情况的基础上，可将被测组分加入空白血浆中再次进行试验。试验时将各组分（药物、代谢产物和内标）同时加入空白血浆中混匀形成一定浓度，此浓度应接近待测浓度。然后按照前面试验时确定的萃取方法和色谱条件做预处理后进样分析，观察色谱图上的组分峰和杂质峰情况。与自蒸馏水中萃取相比，得到的血浆萃取物的色谱图上还会出现血浆内源性成分形成的血浆杂质峰，当用 RP-HPLC 分析时，杂质峰出现较早（靠近溶剂峰），一般不会干扰后面的组分峰，但有时血浆杂质峰很大，或出现保留时间较长的峰，则可能干扰被测组分峰。遇此情况应从调整色谱参数（必要时更换其他类型的检测器）和改变萃取条件这两方面着手解决。调整色谱参数（甚至更换色谱柱）可使组分峰及杂质峰相互分离，而改变萃取条件应从萃取溶剂极性和水相 pH 两方面考虑，一般极性越强的溶剂萃取携带出的血浆杂质量越多，而水相 pH 能影响血浆内源性成分的离解，因此也会影响有机溶剂萃取时携带出的血浆杂质量。一般在偏碱性条件下萃取时，血浆内源性杂质不易萃取至有机相中。

选择好萃取方法后，应进行萃取回收率考察，一般应考察高、中、低 3 个浓度的萃取回收率。

萃取回收率测定方法：以色谱法测定体液样品中药物浓度为例，可采用下面的简便方法测定萃取回收率。取甲、乙两支试管，各精密加入等体积的药物标准品溶液（一般为甲醇溶液），然后通空气或氮气挥干。甲管保留作为对照（编号 a），于乙管中准确加入一定体积空白体液，混匀，成为含一定浓度药物的样品，然后进行萃取，将离心后分出的有机层转移至另一支尖底试管中，通空气或氮气挥干，得到含药物的残渣（编号 b）。于 a、b 两管中分别加入等量的溶剂使内容物溶解，然后取等量溶液进样，记录色谱图。用峰面积比为 Ab/Aa×100 %，计算得到该浓度药物的萃取回收率。按照此法可分别得到含药物浓度高、中、低三种体液样品中药物的萃取回收率。

另外，还可分别作 A、B 两条标准曲线，其中 A 为药物标准品溶液直接进样分析，B 为同量药物标准品溶液加入空白生物基质混匀，经萃取后进样分析，两条标准曲线上同一药物对应的响应值之比（B/A），即该样品中药物的萃取回收率，其优点是可考察标准曲线整个浓度范围内药物萃取回收率的变化。

通过上面被测组分自血浆中的萃取试验，可获得以下信息：①确定被测组分自血浆中萃取时合适的萃取条件和分析时合适的色谱条件。②考察被测组分自血浆中的萃取回收率。③初步了解可测定的最低血浆药物浓度。

3. 标准曲线的建立

在确定合适的萃取条件和色谱条件之后，可将定量的被测组分标准品加入空白血浆中混匀，配制成一组呈梯度浓度的标准血浆样品，若采用内标法定量，还应于各份中加入等量内标，混匀后按照前面确定的预处理方法和色谱条件分析，记录峰面积，以峰面积对浓度（外标法）或以被测物峰面积与内标峰面积之比对浓度（内标法）进行线性拟合，建立标准曲线。标准曲线应至少有 6 个梯度浓度，回归系数 r 值一般应达 0.99 以上，其线性范围应涵盖所要测定的所有样品浓度范围。

4. 回收率考察

回收率是指用分析方法测得样品中的药物浓度与该样品中药物的真实浓度相接近的程度，通常采用测定样品中加入已知药物量后的回收率，即用加入量的回收率表示。测定回收率的具体方法可采用"回收试验法"，即于空白生物基质中（如空白血清、血浆中）加入药物标准品已知量 A（added），混匀后作为考核样品。也可采取"加样回收试验法"，即取已准确测定药物含量 P（present）的真实样品，再加入药物标准品已知量 A，混匀后作为考核样品。以上往空白生物基质或含药物的真实样品中加入的药物标准品已知量实际上是准确加入已知浓度的一定体积的药物标准品溶液，两种考核样品内含总药物浓度应包括高、中、低三种，其浓度分别接近供测样品的最高药物浓度、平均药物浓度和最低药物浓度。每个浓度应测定多次（3～5 次），并且几次测定值 M（measured）的相对标准差应符合下面精密度项下的要求。

做加样回收试验时，预先须准确测定样品中含有的药物量 P，应测定 3～5 次，并且相对标准差应符合精密度项下的要求，然后取均值 P。回收率 R（recovery）受 P、A、M 三量值的影响，其中 A 为加入的药物标准品量，可精密加入予以控制，而 P 和 M 为实际测定值，该值的准确性将会影响回收率 R 的计算值（尤其加样回收受 M 和 P 的双重影响），因此应多次测定（3～5 次），并保证有足够的精密度后取均值。在保证上述各量测定均准确的前提下，采用下式计算回收率 R。

回收试验：$R=(M/A) \times 100\%$

加样回收试验：$R=[(M-P)/A] \times 100\%$

按上式计算出的回收率，其数值越接近 100% 则表示分析方法准确度越高。但回收率高低除取决于分析方法本身质量好坏外，通常还与样品中药物浓度高低及回收率测定方法是否得当有关。因此，控制回收率在下列范围是合理的，即用回收试验测定的回收率范围应为 90％～110％（一般浓度）及 80％～120％（检测限附近）。

5. 精密度

考察精密度是指同一均质样品多次分析结果的符合程度，它表示分析方法的可重复性，并通常用相对标准差表示，相对标准差越小，分析方法的精密度越高。

供精密度测定的样品应当是含药物的真实样品。但一般生物样品量都较少，以血浆样品为例，供分析的一般只有 0.5～2 mL，因此分析后剩余量更少。为有足够的真实样品供精密度考察，可将分析后剩余的样品混合成含药物浓度高、中、低不同的三种，大部分情况下其将标准品加入空白基质（血、尿等）中配成高、中、低三个浓度的已知溶液，然后再准确测定药物浓度。测定时对每种浓度的样品应重复测定 3～5 次，并且每次测定应从取样开始至测定完成后得到结果，将得到的 3～5 个浓度测定值按照下面公式分别计算出高、中、低三种药物样品测定结果的标准差（SD）和相对标准差（RSD）。

$$RSD=（SD/X）\times 100\%$$

X 为 n 次测定的均值。精密度一般用 RSD 表示。在同一天内经样品多次测定所计算出的精密度称为日内精密度，并通常用日内变异系数表示；同一批样品多次测定所计算出的精密度称为批内精密度，通常用批内变异系数表示。

生物药物分析中需测定的样品量多，测定持续时间长，往往不能在同一天内或同一批内完成，因此，样品测定时使用的标准曲线、仪器性能、试剂来源及环境条件（如室温）等都可能有微小的变化，从而导致分析结果的变异增大。因此，考察分析方法的精密度时，还应再考虑日间精密度或批间精密度，前者用日间变异系数表示，后者用批间变异系数表示，测定时可使用前面日内（或批内）精密度测定时使用的样品，在一周内不同日（或不同批）分别测定 3～5 次，然后计算出相对标准差（RSD）。同样，目前对于日间（或批间）精密度的具体指标尚无统一规定，但一般可控制在 RSD≤15％的限度内，检测限附近一般控制在 RSD≤20％的限度内。

6. 检测限和定量限的考察

最低检测限（LOD）和最低定量限（LOQ）也是生物药分析方法的两项重要效能指标，它们都表示分析方法的灵敏度。LOD 是指分析方法能够从背景信号中区分出药物时，所需样品中药物的最低浓度；而 LOQ 是指在保证具有一定可靠性的前提下，分析方法能够测定出的样品中药物的最低浓度。这两项指标的区别在于 LOD 是一种限度检验效能指标，是指从背景（空白）中能检出药物时，样品中药物应具有的最低浓度，而 LOQ 是一种定量分析的效能指标，是指在具有一定可靠性（准确度和精密度）前提下，能够测定出的样品中药物应具有的最低浓度。

LOD 和 LOQ 的测定方法：可于空白生物基质中加入定量的药物标准品混匀，配制成药物浓度在标准曲线末端并逐渐降低的一组样品，然后对每种浓度样品测定 3～5 次，在测定结果的精密度（RSD）小于等于 20 % 和准确度（平均浓度偏离配制）小于等于 20 %时，样品中药物的最低浓度为 LOQ。测定时记录各浓度样品每次测定得到的药物信号强度 S 与噪声（或背景信号）强度，然后取均值 S 和 N，在能达到 S/N=3 时样品最低浓度为 LOD。

7. 专属性

考察专属性又称选择性或专一性，是指样品中存在干扰成分时，分析方法能够准确、专一地测定出药物的能力。由于生物样品的干扰成分较多，并且来源复杂，分析方法专属性应考察以下几方面。

（1）生物基质的影响。可取 3 个以上不同个体的空白样品，考察正常生理情况下样品中生物基质的影响用于研究临床药代动力学的分析方法，还应考察病理状态下样品中内源成分的干扰。

（2）药物代谢产物的影响。应先了解药物在体内的代谢情况，然后采取适当措施排除代谢产物的干扰。对于体内代谢尚不清楚的药物，将代谢产物分离、鉴定本身就是一项费力的研究工作。然而，着眼于测定母体药物浓度，则无须鉴定代谢产物，只需证实代谢产物存在，然后排除其干扰。因此，可采用下面简单的动物试验方法：给予实验动物药物后，隔一段时间取血，将血液分离出血浆或血清，经预处理后采用色谱法（如 HPLC）进样分析，通过与给药前空白血浆色谱图的比较，观察有无代谢产物峰，必要时再改变色谱条件进样分析，确证代谢产物存在。判断新药在体内的代谢产物时宜慎重，应反复试验后再下结论，因为溶剂中杂质和药物分解等因素，都可能增加色谱图上的杂质峰。欲正确识别色谱图上的某一个峰是否为代谢产物，可比较给药后不同时间血样分析所得色谱图，代谢产物峰应随采样时间延长而增高，而母体药物峰则逐渐降低。与此相反，只要所用试剂和其他测定条件不变，其他杂质峰的大小则是相对恒定的，故可与代谢产物相区别。这种用简单动物试验获得的药物体内代谢情况，在方法建立时可供参考，但将动物体内代谢用于人体研究时，则应慎重，因存在种属间代谢差异。若药物在体内的代谢情况为已知，并且可获得代谢产物标准品，则可将其加入空白样品及加入真实样品中，验证是否有干扰。

（3）合并使用药物的影响。通常应针对可能合并使用的药物，而不必扩大试验范围。试验合并使用药物是否有干扰的方法，可参照上面代谢产物干扰验证法，即将合并使用药物加入空白样品中，以及加入含药物的真实样品中，观察得到的图谱和比较测定结果，判断是否对药物分析有干扰。色谱分析除用色谱图表明合并使用药物不干扰外，还可分别列出合并使用药物的保留时间以显示有无干扰。

8. 测定实际样品

通过前面的工作，一种体内药物分析方法已经基本建立，这时应收集正在服用该药的患者的血样进行测定，实际考察干扰情况和样品浓度范围，如果结果满意，就可作为治疗药物监测的分析方法而运用了。

二、药物疗效及不良反应相关基因分析测定技术

以药物基因多态性为导向的个体化药物治疗主要进行药物代谢酶、转运体及作用靶点的基因多态性检测，这些检测均以分子生物学技术为基础，如聚合酶链式反应（PCR）技术、生物芯片技术及测序技术等。下面简单介绍 PCR 技术及其在药物相关基因检测中的应用。

聚合酶链式反应，是一种用于体外扩增特异 DNA 片段的分子生物学技术。该技术已广泛应用于基因克隆、基因功能分析、癌基因检测、遗传性疾病的诊断、感染性疾病的诊断等多个领域。

（一）基本原理

PCR 反应的基础是 DNA 的半保留复制，其本质是在模板 DNA、引物和 4 种脱氧核糖核苷酸（dNTPs）存在的条件下依赖 DNA 聚合酶进行的酶促合成反应。整个反应由变性 - 退火 - 延伸 3 个基本反应步骤构成。

（1）变性：通过加热（90～95℃），模板 DNA 分子双链间氢键断裂，解链成单链 DNA。

（2）退火：当温度突然降低（40～60℃）时，引物和其互补的 DNA 模板在局部形成杂交双链。

（3）延伸：升高温度（70～75℃），在 4 种 dNTPs 及 Mg^{2+} 存在的条件下，DNA 聚合酶催化以引物为起点的 DNA 链延伸反应，合成与模板互补的 DNA 链。

重复上述 3 个循环步骤，每一个循环的产物可以作为下一个循环的模板，20～30 个循环后，介于两个引物之间的特异性 DNA 片段可以得到大量复制，理论数量可以达到 220～230（10^6～10^9）拷贝。PCR 反应遵循酶促动力学，整个扩增过程分为指数增长期和平台期。在指数增长期，每个 PCR 循环后反应产物的量呈指数增加，但随着扩增产物的积累，以及引物、dNTPs 和 DNA 聚合酶的消耗，反应速度逐渐降低，扩增过程进入平台期，此时扩增产物不再呈指数增加，因此 PCR 实际扩增数量低于理论扩增数量。

（二）发展与应用

在普通 PCR 基础上又发展出了实时荧光定量 PCR 技术、等位基因特异性 PCR 检测技术、PCR- 限制性片段长度多态性分析技术、PCR- 核酸序列分析技术、PCR- 基因芯片杂交技术及荧光原位杂交技术等，可用于临床分子诊断。在个体化药物治疗中，PCR 相关技术可用于研究与药物作用相关的酶、转运体、血浆结合蛋白及受体等的基因多态性检测（表 2-7），指导临床合理用药。

表 2-7 临床常用药物相关基因检测位点及检测技术

药物	相关基因（位点）	样本类型	常用检测技术（平台）
卡铂、顺铂、奥沙利铂	ERCC1、ABCC2、XRCC1、GSTP1、GSTM1	抗凝外周血或肿瘤组织	FQ-PCR、FISH、基因芯片、DNA 测序、AS-PCR
氟尿嘧啶、卡培他滨、培美曲塞	DPYD、OPRT、MTHFR、TS、GSTP1	抗凝外周血或肿瘤组织	FISH、DNA 测序、FQ-PCR、基因芯片
盐酸吉西他滨	hENT1、RRM1、CDA	抗凝外周血或肿瘤组织	DNA 测序、AS-PCR、荧光定量 PCR
巯嘌呤、硫鸟嘌呤、硫唑嘌呤	TPMT*3C	抗凝外周血或肿瘤组织	FISH、DNA 测序、AS-PCR
盐酸伊立替康	UGT1A1、SLC01B1	抗凝外周血或肿瘤组织	FISH、DNA 测序
枸橼酸他莫昔芬	CYP2D6、SULT1A1	抗凝外周血或肿瘤组织	DNA 测序、AS-PCR 等
甲磺酸伊马替尼	C-Kit、PDGFR-a	肿瘤组织	DNA 测序 FQ-PCR
盐酸厄洛替尼、吉非替尼、西妥昔单抗、帕尼单抗	EGFR、KRAS、BRAF、PI3K	抗凝外周血、胸腹腔积液或肿瘤组织	DNA 测序、AS-PCR、HRM、FISH
曲妥珠单抗	HER-2、PI3K	抗凝外周血、胸腹腔积液或肿瘤组织	FISH、DNA 测序、FQ-PCR 等
甲氨蝶呤	MTHFR	抗凝外周血或肿瘤组织	DNA 测序、FQ-PCR、基因芯片等
紫杉醇、多西他赛、酒石酸长春瑞滨、依托泊苷	MDR1、TUBB3、STMN1、CYP2C8*3	抗凝外周血或肿瘤组织	FISH、DNA 测序
环磷酰胺	GSTP1、MTHFR	肿瘤组织	DNA 测序、PCR-RFLP
阿霉素、表柔比星	TOPOIIα、MDR1、GSTM1、GSTT1	肿瘤组织	DNA 测序、FQ-PCR
替莫唑胺	MGMT、MDR1	抗凝外周血或肿瘤组织	FISH、DNA 测序
卡莫司汀、司莫司汀	ERCC1、ERCC2	肿瘤组织	FQ-PCR、DNA 测序
阿那曲唑、来曲唑	CYP19A1	外周抗凝血	DNA 测序、PCR-RFLP
华法林	CYP2C9、VK0RC1	抗凝外周血	DNA 测序、FISH
硫酸氢氯吡格雷	CYP2C19、P0N1、ABCB1	抗凝外周血	DNA 测序、FISH、基因芯片
阿司匹林	GPⅢaP1A2、PEAR1、LTC4S	抗凝外周血	FISH、FQ-PCR
硝酸甘油、乙醇	ALDH-2	抗凝外周血	FISH、FQ-PCR、基因芯片
酒石酸美托洛尔、普罗帕酮	CYP2D6、ADRB1	抗凝外周血	FISH、DNA 测序、AS-PCR、基因芯片
阿托伐他汀	ABCB1	抗凝外周血	FISH、DNA 测序
辛伐他汀	ABCB1、SLC01B1*5	抗凝外周血	FISH、DNA 测序
普伐他汀钠	ABCB1、MTHFR	抗凝外周血	FISH、DNA 测序
他克莫司、环孢素	CYP3A5、CYP3A4	抗凝外周血	FISH、PCR-RFLP、AS-PCR、DNA 测序

药物	相关基因（位点）	样本类型	常用检测技术（平台）
霉酚酸酯	IMPDH2	抗凝外周血	FISH、FQ-PCR
丙戊酸钠	CYP2C9、UGTIA6	抗凝外周血	FISH、PCR-RFLP
别嘌醇、卡马西平、奥卡西平	HLA-B*5801、HLA-B*1502	抗凝外周血	FISH、PCR-SSP、PCR-RFLP、DNA 测序
苯妥英钠、磷苯妥英	CYP2C9*2、CYP2C9	抗凝外周血	FISH、DNA 测序
丙戊酸钠	UGT2B7	抗凝外周血	FISH、DNA 测序、PCR-RFLP
氟哌啶醇、阿立哌唑、利培酮、奋乃静、硫利达嗪、奥氮平、氯氮卓、丙米嗪、哌甲酯、托莫西汀	CYP2D6	抗凝外周血	FISH、DNA 测序、AS-PCR
胰岛素	IRS1	抗凝外周血	FISH、PCR-RFLP
糖皮质激素	PAI-1、ABCB1	抗凝外周血	FISH、DNA 测序
奥美拉唑、雷贝拉唑、伏立康唑、地西泮	CYP2C19	抗凝外周血	FISH、DNA 测序、基因芯片

注：FQ-PCR，即 real-time fluorescent quantitative PCR，荧光定量 PCR；AS-PCR，即 allele-specific PCR，等位基因特异性 PCR；FISH，即 fluorescence in situ hybridization，荧光原位杂交；HRM，即 high resolution melting，高分辨率熔解曲线。

三、治疗药物监测质量保证

（一）治疗药物监测质量与质量保证

质量是反映产品和服务满足明确和隐含需要的能力的特征和特性的总和。质量保证（QA）指为了提供足够的信任，表明实体能够满足质量要求，而在质量体系中实施，并根据需要进行证实的、全部有计划和有系统的活动。治疗药物监测质量根据临床与患者的需要主要包括：①准确、及时的分析结果。②对结果有效、充分的解释。

从事治疗药物监测活动的临床实验室应建立相应的质量保证体系，以利于用药水平的提高，保障用药的安全性与有效性。

（二）治疗药物监测质量保证体系建立的措施

临床实验室应该不断提高质量管理水平，深化质量管理意识，因为高质量治疗药物监测报告并不是通过某种手段检验出来的，而是通过完善的质量保证体系管理出来的。实验室最基本的质量管理措施包括实验室内部质量控制，参与全国治疗药物室间质量评价，并努力通过实验室认可机构对本实验室的能力验证。

1.治疗药物监测实验室内部质量控制（简称"室内质控"）

（1）室内质控的目的。室内质控指实验室内为达到质量要求的操作技术和活动。

广义上的室内质控适用于为得出检验结果进行的所有步骤的活动，从收集标本、检测直至报告测定结果。室内质控的目的是检测、控制本实验室测定工作的精密度，并检测其准确度的改变，提高常规测定工作的批间、批内标本检测结果的一致性。由实验室的工作人员采用一系列统计学的方法，连续地评价本实验室测定工作的可靠程度，判断检验报告是否可发出。在医学实验室内，室内质控的目的在于监测过程，以评价检验结果是否可靠，以及排除质量环节中所有阶段中导致不满意的因素。

（2）开展室内质控前的准备工作。

①培训实验室工作人员：在开展质控前，每个实验室工作人员都应对质控的重要性、基础知识、一般方法有较充分的了解，并在质控的实际过程中不断培训提高能力。在实际工作中培养一些质控工作的技术骨干。

②建立标准操作规程：实施质控需要有一套完整的标准操作规程（SOP）作为保障。例如，仪器的使用、维护操作规程，试剂、质控品、校准品等的使用操作规程等。所有临床实验室都应建立一套较完整的 SOP。

③仪器的检定与校准：对所用天平等量具要定期进行计量检定。对测定临床样本的仪器要按一定要求进行校准。校准时要选择合适的（配套的）标准品；如有可能，校准品应能溯源到参考方法或参考物质；对不同的分析项目要根据其特性确立各自的校准频度。

④质控品的选择：质控品是保证质控工作的重要物质基础。根据质控品物理性状可有冻干质控品、液体质控品和混合血清等；根据有无测定值可有定值质控品和非定值质控品。实验室可根据各自的情况选用以上任何一种质控品作为室内质控品。但作为较理想的质控品应至少具备以下一些特性。

a. 人血清基质，分布均匀。

b. 无传染性。

c. 添加剂和调制物的数量少。

d. 瓶间变异小。

e. 冻干品其复溶后稳定，2 ℃时不少于 24 h，-20 ℃时不少于 20 d；某些不稳定药物在复溶后前 4 h 的变异应小于 2%。

f. 到实验室后的有效期应在 1 年以上。

⑤质控品的正确使用与保存：在使用和保管质控品时应注意以下几个方面。

a. 严格按质控品说明书操作。

b. 冻干质控品的复溶要确保所用溶剂的质量。

c. 冻干质控品复溶时所加溶剂的量要准确，并尽量保持每次加入量的一致性。

d. 冻干质控品复溶时应轻轻摇匀，使内容物完全溶解，切忌剧烈振摇。

e. 质控品应严格按使用说明书规定的方法保存，不使用超过保质期的质控品。

f. 质控品要在与患者标本同样的测定条件下进行测定。

（3）室内质控的实际操作。

①设定靶值：通常进行血药浓度监测的药物（如环孢素、盐酸万古霉素）稳定性较好，开始室内质控时，首先要设定质控品的靶值。靶值必须在实验室内使用自己现行的测定方法进行确定。定值质控品的标定值只能作为确定靶值的参考。为了确定靶值，新批号的质控品应与当前使用的质控品一起进行测定。根据 20 或更多批获得的至少 20 次质控测定结果，计算出平均数，作为暂定靶值，以暂定靶值作为下一个月室内质控图的靶值进行室内质控；一个月结束后，将该月在控结果与前 20 个质控测定结果汇集在一起，计算累积平均数（第一个月），以累积的平均数作为下一个月质控图的靶值。重复上述操作过程，连续 3 ~ 5 个月。最后以最初 20 个数据和 3 ~ 5 个月在控数据汇集的所有数据计算的累积平均数作为质控品有效期内的常用靶值，并以此作为以后室内质控图的平均数。对个别在有效期内浓度水平不断变化的项目，则需不断调整靶值。

②设定控制限：控制限通常以标准差的倍数表示。临床实验室不同项目（定量测定）的控制限的设定要根据其采用的控制规则来决定。对新批号质控品应确定控制限，通常应用"设定靶值"中获得的数据设定稳定性较好的质控品的暂定标准差，常用标准差同样以最初 20 次质控测定结果和 3 ~ 5 个月在控质控结果汇集的所有数据计算的累积标准差作为质控品有效期内的常用标准差，并以此作为以后室内质控图的标准差。

③绘制质控图及记录质控结果：根据质控品的 IE 值和控制限绘制 Levey-Jennings 控制图（单一浓度水平），或将不同浓度水平绘制在同一图上的 Z 分数图。将原始质控结果记录在质控图表上。保留打印的原始质控记录。

④质控方法（规则）的应用：将设计的质控规则应用于质控数据，判断每一分析批是在控还是失控。

（4）失控情况处理及原因分析。

①失控情况处理：操作者在测定质控时，如发现质控数据违背了控制规则，应填写失控报告单，上交专业室主管（组长），由专业室主管（组长）做出是否发出与测定质控品相关的那批患者标本检验报告的决定。

②失控原因分析：失控信号的出现受多种因素的影响，这些因素包括操作上的失误，试剂、校准物、质控品的失效，仪器维护不良，以及采用的质控规则、控制限范围、一次测定的质控标本数不正确等。失控信号一旦出现就意味着与测定质控品相关的那批患者标本报告可能作废。首先，要尽量查明原因；其次，再随机挑选出一定比例（如 5 %或 10 %）的患者标本进行重新测定；最后，根据既定标准判断先前测定结果是否可接受，对失控做出恰当的判断。对判断为真失控的情况，应该在重做质控结果在控以后，对相应的所有失控患者标本进行重新测定。如失控信号被判断为假失控时，常规测定报告可以按原先测定结果发出，不必重做。

2. 室间质量评价（EQA）

室间质量评价由非本单位的机构，采用一系列办法来客观地评价实验室的结果，其主要目的是建立实验室间的可比性。该计划是指多个标本周期性地发送到实验室进行分析和（或）鉴定，将每一实验室的结果与同组的其他实验室的结果靶值进行比较，并将比较的结果报告给参与的实验室。

EQA 在质量改进过程中是很有价值的，可为改进实验室结果的质量提供指南，应融入实验室的质量改进计划。但也要注意室间质评的局限性，它仅描述分析过程，而没有包括实验室分析前和分析后的活动，室间质评的结果会受到与患者检测无关的变量的影响，包括室间质评样本的制备、基质效应、统计方法评价、书写功能的选择及相同组的定义。因此，使用室间质评作为唯一的实验室质量评价手段是不恰当的。

目前，国内比较权威的 EQA 机构有国家卫生健康委临床检验中心组织的 TDM 室间质评活动，每年向全国各个从事治疗药物监测的实验室发出邀请，自愿参加。国家卫生健康委临床检验中心每年将含有苯巴比妥、苯妥英钠、卡马西平、茶碱、环孢素、地高辛的质控血清分成数批，每批 5 份质控血清发往各成员实验室，各成员实验室将测定结果报回国家卫生健康委临床检验中心后进行统计处理，按一定规则对测定结果进行评估，并将统计结果发送到各成员实验室。国家卫生健康委临床检验中心开发了相应的远程数据交换系统，可以在因特网上传输、交换数据，并可得到专家的指点，以不断提高实验室质量控制的水平。

第三章　鼻部疾病诊疗与护理

第一节　急性鼻炎

急性鼻炎是由病毒感染引起的鼻腔黏膜急性炎症性疾病。该病全年均可发病，但多发于冬春季气候骤变、寒暖交替之时。中医称"伤风鼻塞"，俗称"伤风"或"感冒"。

一、病因病理

（一）病因

本病以鼻病毒、腺病毒、流感或副流感病毒、冠状病毒等感染为多见，可继发细菌感染，常见的致病菌有溶血性链球菌、肺炎球菌、葡萄球菌、流感杆菌等。诱因包括受凉、过劳、烟酒过度、维生素缺乏、内分泌失调、全身慢性疾病、鼻腔其他疾病，以及口腔、咽部的感染病灶等局部因素。

（二）病理

本病的病理为一种单纯性炎症变化。发病初期黏膜血管痉挛，局部缺血，腺体分泌减少，继而充血水肿，腺体及杯状细胞分泌增强，黏膜表皮脱落。黏膜下层水肿，并有单核及多形核细胞浸润。至晚期，多形核细胞浸润增加，渗出黏膜表面，脱落于分泌物中，故分泌物渐成黏液脓性。鼻腔分泌物 pH 多呈碱性，溶菌酶活力降低。至恢复期，黏膜上皮逐渐恢复正常。整个病程 7 ～ 10 d。

（三）病机

素体阳虚，易感受风寒之邪；素体阴虚，易感受风热之邪。秋冬季多感风寒，春夏季多感风热。此外，夏季多夹暑湿，秋季多夹燥气。

1.外感风寒，邪滞鼻窍

起居失常、寒暖不调或过度疲劳，腠理疏松，卫表不固，风寒外袭皮毛，内舍于肺，清肃失司，邪壅鼻窍。

2.外感风热，邪犯鼻窍

肺系素有蕴热，复受风热之邪侵袭，或受风寒之邪化热，肺失清肃，邪壅清道，上犯鼻窍。

二、临床表现

（一）症状

鼻塞、多涕，鼻涕由清稀渐转为黏液脓性，高峰期转为脓性，恢复期又转为黏液性；鼻内及鼻咽部有干燥灼热感，打喷嚏，伴有微恶寒或发热、周身不适等症。

（二）体征

初期可见鼻黏膜略干红，继而黏膜充血肿胀；鼻腔分泌物变化随病期而异，由黏液脓性到脓性，最后恢复正常。

（三）并发症

急性鼻炎可因感染直接蔓延，或经不恰当的擤鼻而使感染向邻近器官扩散，引发多种并发症。经鼻窦开口向鼻窦蔓延，可引起急性鼻窦炎；经咽鼓管蔓延，可并发急性中耳炎；向下扩散，可并发急性咽炎、喉炎、气管炎，甚至肺炎。急性鼻炎反复发作可迁延成慢性鼻炎。

三、实验室检查

血常规检查可见白细胞总数轻微升高。

四、诊断与鉴别诊断

（一）诊断要点

本病起病急、病程短。主要表现为鼻塞、流涕、鼻黏膜红肿，可有微恶寒、发热、周身不适等全身症状。

（二）鉴别诊断

1. 变应性鼻炎

阵发性鼻痒，喷嚏频作，鼻塞，流清水样涕，反复发作，发作过后则如常人，鼻腔分泌物清稀且多。无外感症状。

2. 急性鼻窦炎

局部症状多限于一侧鼻腔，患侧大量黏液脓性涕或脓涕，不易擤尽，有头痛和局部疼痛，鼻黏膜充血肿胀，中鼻道或嗅裂有脓。

五、治疗

本病的治疗以疏风散邪通窍、改善鼻通气、促进鼻分泌物排出、预防并发症为原则。

（一）一般治疗

本病的一般治疗方法包括口服解热镇痛剂，如复方阿司匹林、新康泰克等，可选用盐酸吗啉胍等抗病毒药，如合并细菌感染者，可酌情使用抗生素。

（二）辨证论治

1. 外感风寒，邪滞鼻窍证

证候：鼻塞、打喷嚏、流清涕、鼻音重。鼻黏膜色略红，下鼻甲淡红带紫，鼻涕清稀。伴头痛、周身不适、微恶寒发热、口淡不渴。舌质淡、苔薄白、脉浮紧。

治法：祛风散寒，辛温通窍。

方药：辛夷散加减。酌加苍耳子、鹅不食草通利鼻窍。

2. 外感风热，邪犯鼻窍证

证候：鼻塞、头痛、鼻息热、打喷嚏、涕黏或黏黄。鼻黏膜红肿，下鼻甲肿大。伴发热恶风、微汗出，或咽痛、咳嗽不爽、口微干渴。苔薄白或薄黄，脉浮数。

治法：疏风清热，宣肺通窍。

方药：银翘散加减。酌加白芷、苍耳子通利鼻窍。咽痛甚者，加射干、板蓝根；头痛甚者，加藁本、蔓荆子。

若体质素虚，感受风寒或风热，证属肺卫气虚者，治宜益气解表，宣肺通窍，选用参苏饮加减。若表虚自汗，易感风邪者，可用玉屏风散固表扶正，益气祛风。

（三）局部治疗

鼻塞甚者，以盐酸赛洛唑啉鼻喷剂、1%盐酸麻黄碱滴鼻液或呋麻滴鼻液、辛夷滴鼻液之类滴鼻，盐酸赛洛唑啉鼻喷剂每日2次，余者每日3～4次。但应注意不宜使用过多或久用。

（四）针灸治疗

鼻塞者，取迎香、印堂，头痛加合谷、太阳、风池，泻法，留针10～15 min。清涕量多，取迎香或上星穴悬灸10～15 min。

（五）其他疗法

1. 单方验方

生姜5片，红枣10枚，葱白5根，红糖适量；水煎服，日1剂。

2. 按摩

按揉迎香、鼻通、印堂、合谷穴。

六、主要护理问题

（一）舒适受损

鼻塞、流涕、张口呼吸，与鼻黏膜肿胀引起通气障碍有关。

（二）体温过高

体温过高与急性炎症引起的全身反应有关。

（三）潜在并发症

潜在并发症包括鼻窦炎、中耳炎、肺炎等。

（四）知识缺乏

患者缺乏疾病相关的自我保健和预防传播的知识。

七、护理措施

（一）常规护理

（1）指导正确的滴鼻法，选用合适的滴鼻剂。例如，儿童使用 0.5 % 盐酸麻黄碱液滴鼻，成人使用 1 % 盐酸麻黄碱液滴鼻，改善鼻腔通气、引流，注意此类药物连续使用时间一般不大于 7 d。局部可采用热敷、红外线照射和超短波透热疗法，以促进炎症消退，改善症状。

（2）指导患者采用正确的擤鼻方法。初起时可用蒸气吸入法以减轻鼻腔黏膜水肿，促进分泌物排出。

（3）指导患者多饮水，饮食清淡，利尿通便，加速毒素排出。初起时可采用发汗疗法，如热水浴，或用生姜、红糖、葱白煎水热服等，可缩短病程。发热时告知患者需卧床休息，也可给解热镇痛的药物。

（4）合并细菌感染或疑有并发症时，应遵医嘱应用抗菌药物控制感染，预防或治疗并发症。

（二）病情观察

注意观察体温等全身及鼻部分泌物等的局部变化，如果出现高热、脓性鼻涕、耳痛、耳闷等，应警惕鼻窦炎、中耳炎等并发症的发生。

（三）健康指导

（1）指导患者正确滴鼻、擤鼻（左、右侧鼻腔分次擤鼻）。

（2）生活有规律，注意劳逸结合，忌辛辣刺激性食物。

（3）加强锻炼，增强体质。冬季增加户外活动，以增强对寒冷的适应能力。

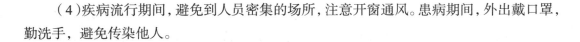

（4）疾病流行期间，避免到人员密集的场所，注意开窗通风。患病期间，外出戴口罩，勤洗手，避免传染他人。

第二节　急性鼻窦炎

鼻窦炎是指鼻窦黏膜的感染性炎症性疾病，多与鼻炎同时存在，所以也称为鼻窦炎，相当于中医的"急鼻渊"。按照症状体征的发生和持续时间，鼻窦炎可分为急性鼻窦炎（ARS）和慢性鼻窦炎（CRS）。

一、病因病理

（一）病因

本病多由病毒及细菌感染所致。常见感染病毒为鼻病毒和冠状病毒，其他如流感病毒、副流感病毒等亦可见；最常见的病原菌为肺炎球菌、链球菌、葡萄球菌等化脓性球菌，亦可由大肠杆菌、变形杆菌、流感杆菌及厌氧菌等引起。该病的发病常常有以下诱发因素。

1. 全身因素

过度疲劳、受寒受湿、营养不良、维生素缺乏引起的全身及局部抵抗力低下，以及生活与工作环境不卫生等，是诱发本病的原因。急性传染病，特别是急性上呼吸道感染时，更易诱发本病。

2. 局部因素

阻碍鼻窦通气的各种鼻病及相关因素，如急、慢性鼻炎，鼻中隔偏曲，鼻腔异物、肿瘤，鼻外伤，鼻腔填塞物留置过久，鼻窦气压骤变和邻近器官的感染病灶的影响等，均可诱发鼻窦的急性感染。

（二）病理

急性鼻窦炎的病理学变化与致病微生物的种类、毒力强度、抗生素耐药性有密切关系。例如：肺炎球菌多引起卡他性炎症，不易化脓、不侵及骨壁，较易治疗；葡萄球菌易引起化脓性炎症，治疗比较困难。病毒感染可引起炎症细胞浸润，加之过敏反应和其他因素，导致鼻黏膜上皮屏障破坏、杯状细胞增生及黏液清除功能减退，鼻窦黏膜肿胀，有利于细菌定植和生长。急性化脓性病变可分为三期。

（1）卡他期，主要表现为黏膜血管扩张充血，上皮肿胀，固有层水肿，多形核白细胞和淋巴细胞浸润，纤毛运动缓慢，腺体分泌亢进。

（2）化脓期，上述病理改变加重，上皮细胞与纤毛发生坏死与脱落，小血管出血，分泌物转为脓性。

（3）并发症期，少数病例可因炎症侵及骨质或经血道扩散而引起骨髓或眶内、颅内并发症。但上述病理分期仅为一般规律。

（三）病机

鼻渊之病名最早见于《黄帝内经》，如《素问·气厥论》，"胆移热于脑，则辛頞鼻渊。鼻渊者，浊涕下不止也"。急鼻渊多属实热之证，乃因外感风寒湿邪，内传肺与脾胃、肝胆，或脾胃素有蕴热，因外邪引动，邪毒循经上蒸，壅滞于鼻。

1. 风热犯窦

风热之邪，侵袭肌表，郁于肺经，内犯于肺，肺失宣降，邪热循经上犯窦窍而为病。

2. 胃热熏窦

肺卫表邪不解，内传于胃腑，引动胃腑积热，化生火热，循经上犯，熏灼窦窍而病情加剧。

3. 湿热蒸窦

胃腑火热不解，反侮于木，引动肝胆积热，夹湿上蒸，移热于面颅骨窍，病情重笃。

二、临床表现

（一）症状

1. 全身症状

因常继发于外感或急性鼻炎，故往往表现为原有症状加重，出现恶寒、发热、食欲减退、便秘、周身不适等。小儿还可发生呕吐、腹泻、咳嗽等消化道和呼吸道症状。

2. 局部症状

（1）鼻塞：多为患侧持续性鼻塞。如双侧同时患病，则可为双侧持续性鼻塞。因鼻塞可伴有嗅觉暂时性减退或丧失。

（2）多脓涕：鼻腔内大量脓性或黏脓性鼻涕，难以擤尽，脓涕中可带有少许血液。厌氧菌或大肠杆菌感染者脓涕有明显臭味（多为牙源性上颌窦炎）。脓涕可后流至咽喉部而产生刺激，引起发痒、恶心、咳嗽、咳痰等症状。

（3）头痛或局部疼痛：常见症状，由脓性分泌物、细菌毒素和黏膜肿胀刺激和压迫神经末梢所致。可有明显的头痛和患处局部疼痛。一般前组鼻窦炎引起的头痛多在额部和颌面部，后组鼻窦炎引起的头痛则多位于颅底或枕部。

（二）体征

1. 一般检查

与鼻窦部位相应的体表皮肤可有红肿，并伴有局部压痛及叩击痛。

2. 鼻腔检查

鼻黏膜充血、肿胀，尤以中鼻甲和中鼻道黏膜为甚。鼻腔内有大量黏脓性或脓性鼻涕，自中鼻道或嗅裂处流下。前组鼻窦炎之脓液积留于中鼻道，后组鼻窦炎之脓液积留于嗅

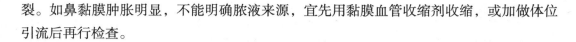

裂。如鼻黏膜肿胀明显，不能明确脓液来源，宜先用黏膜血管收缩剂收缩，或加做体位引流后再行检查。

三、实验室及其他检查

（一）鼻内镜检查

应用管径较细的鼻内镜，或以纤维内镜进行鼻腔检查，可以比较准确地判断脓液来源。

（二）影像学检查

X 线片可显示窦黏膜增厚。若有脓液积蓄，则可见窦腔密度增高，发生在上颌窦者可见液平面。CT 检查更可清晰显示病变范围与程度。

（三）上颌窦穿刺冲洗

上颌窦穿刺冲洗须在患者无发热时，在抗生素控制下施行。观察冲洗液中有无脓性分泌物，并做窦腔分泌物的细菌培养和药敏试验。

（四）血常规检查

外周血白细胞总数升高，中性粒细胞比例增加。

四、诊断与鉴别诊断

（一）诊断要点

根据急性发病、流脓涕、伴有发热等全身症状，以及局部疼痛、中鼻道或嗅裂积脓等特点，一般诊断不难。X 射线鼻窦照片及 CT 扫描有助于确诊。

（二）鉴别诊断

1. 眶下神经痛

眶下神经痛部位多较局限，与神经分布走向有关，无急性感染的局部与全身表现，鼻镜检查无典型体征，鼻旁窦无异常改变。

2. 三叉神经痛

三叉神经痛发生于该神经支配区域，来去突然，疼痛难忍，但鼻部和其他检查都呈阴性。

3. 眼部疾病

角膜炎、虹膜睫状体炎等可以引起与急性鼻窦炎相似的症状，但有眼部阳性体征可资鉴别。

五、治疗

本病的治疗以全身治疗为主，合理应用抗生素，积极进行辨证论治。解除鼻腔与鼻窦引流和通气障碍，根除相关病灶，预防并发症，防止其转变成慢性鼻窦炎。

（一）抗生素治疗

应用抗生素治疗时首选青霉素，应足量足疗程。对青霉素过敏或已产生耐药性者，可改用红霉素、磺胺类药物或其他广谱抗生素。明确为牙源性或厌氧菌感染者，应同时应用替硝唑或甲硝唑。在应用抗生素之前，如能做细菌培养和药敏试验，对正确选择抗生素更有帮助。

（二）黏液促排剂

合理选用黏液促排剂，能够增强窦腔和鼻腔黏膜上皮细胞纤毛运动功能，稀化黏液，有助于窦腔内脓性分泌物的排出。

（三）辨证论治

1. 风热犯窦证

证候：病初起，鼻塞，涕多而白黏或黄稠。鼻黏膜红肿，鼻窦相应部位或有叩痛、压痛。伴发热、恶寒、头痛、咳嗽、嗅觉减退。舌质红，苔薄黄，脉浮数。

治法：疏风清热，宣肺通窍。

方药：银翘散合苍耳子散加减。若鼻涕量多者，可酌加蒲公英、鱼腥草、瓜蒌等；若鼻涕带血者，可酌加白茅根、仙鹤草、茜草等；若头痛较甚者，可酌加柴胡、川芎、藁本、蔓荆子、菊花等。

2. 胃热熏窦证

证候：鼻涕浓浊，量多，色黄或黄绿，或有腥臭味，鼻塞甚，嗅觉差。鼻甲肿胀，黏膜深红，中鼻道、嗅沟或鼻底可见有黏性或脓性分泌物潴留；鼻窦相应部位有叩痛、压痛或红肿。全身症状可兼见发热、头痛剧烈、口渴欲饮、口臭、大便秘结、小便短赤。舌红，苔黄，脉数有力。

治法：清胃泻火，宣肺通窍。

方药：凉膈散加减。若大便通利，可去芒硝；涕难出者，可加皂角刺；热甚伤阴者，可加麦冬、玄参之类。

3. 湿热蒸窦证

证候：涕黄绿黏稠而量多，鼻塞重而持续，嗅觉减退。鼻甲肿胀，黏膜色红，鼻窦相应部位多有叩痛、压痛。全身症状可见发热、口苦咽干、头闷痛或重胀、目眩、耳鸣、耳聋、烦躁易怒、失眠。舌红，苔黄，脉弦数或滑数。

治法：清利肝胆，化浊通窍。

方药：龙胆泻肝汤加减。一般加苍耳子、白芷、石菖蒲之类以芳香化浊通窍；火热极盛，头痛较剧，便秘尿赤者，可用当归龙荟丸；病程日久，黄绿浊涕不止，并见口苦咽干、舌红苔黄、脉弦有力等肝胆郁热证者，可用奇授藿香丸，以木通、茵陈煎水送服。

（四）针灸疗法

1. 体针

以迎香、攒竹、上星、禾髎、印堂、阳白等为主穴，以合谷、列缺、足三里、三阴交等为配穴。每次选主穴和配穴各 1 ～ 2 穴，每日针刺 1 次，7 ～ 10 d 为 1 个疗程。

2. 穴位按摩

选取迎香、合谷，自行以指按摩。每次 5 ～ 10 min，每日 1 ～ 2 次。或用两手大鱼际，沿两侧迎香穴上下按摩至局部发热，每日数次。

（五）局部治疗

1. 鼻部用药

血管收缩剂与抗生素滴鼻剂滴鼻，有利于促进鼻窦与鼻腔引流通畅，可以选用盐酸赛洛唑啉鼻喷剂或呋麻滴鼻液。应注意正确的滴鼻方法。可用 1 % 丁卡因加血管收缩剂混合液浸湿棉片，置于中鼻道前段最高处，每日 1 ～ 2 次，对引流和减轻头痛效果较好。局部用药时，可联合使用类固醇皮质激素。

2. 体位引流

体位引流的目的是促进鼻窦内脓液的引流。

3. 物理治疗

局部红外线照射、超短波透热和热敷等物理疗法，对改善局部血液循环，促进炎症消退及减轻症状均有帮助。

4. 上颌窦穿刺冲洗

在全身症状消退和局部炎症基本控制后，可行上颌窦穿刺冲洗。此方法既有助于诊断，也可用于治疗。可每周冲洗 1 次，直至再无脓液冲洗出。并可在冲洗后向窦内注入庆大霉素 80 000 U、地塞米松 5 mg 或双黄连粉针剂等。

（六）其他疗法

可以应用熏鼻法。将芳香通窍、行气活血的药物，如苍耳子散、川芎茶调散等，放砂锅中，加水 2 000 mL，煎至 1 000 mL，倒入容器中，先令患者用鼻吸入热蒸气，从口中吐出，反复进行，待药液温度降至不烫手时，用纱布浸药液热敷印堂、阳白等穴位。每日早晚各 1 次，7 d 为 1 个疗程。

六、主要护理问题

（一）急性疼痛

急性疼痛与黏膜肿胀压迫及分泌物、细菌毒素刺激神经末梢有关。

（二）体温过高

体温过高与炎症引起全身反应有关。

（三）感知受损

嗅觉减退与鼻窦黏膜炎症、肿胀及窦口阻塞有关。

（四）舒适受损

鼻塞与鼻腔黏膜肿胀和分泌物潴留或手术后鼻腔纱条填塞有关。

（五）潜在并发症

急性咽炎、扁桃体炎、喉炎、气管炎、中耳炎、眶及颅内并发症。

七、护理措施

（一）常规护理

嘱患者注意休息，多饮水，进易消化食物。戒除烟酒嗜好。保持室内空气流通，尽量避免粉尘及各种有害化学物质刺激。

（二）治疗配合

1. 控制感染

遵医嘱全身使用有效足量抗生素，及时控制感染，防止引起并发症或转为慢性。

2. 鼻腔滴药

指导患者正确鼻腔滴药。鼻内糖皮质激素类药物可有效抗感染、抗水肿。局部可使用减充血剂，如1%盐酸麻黄碱滴鼻液滴鼻，收缩鼻腔黏膜保持鼻腔良好通气，但不宜长期使用，特别是儿童和青少年。

3. 上颌窦穿刺冲洗

上颌窦穿刺冲洗需在患者全身症状消退和局部炎症基本控制后施行。冲洗出的脓性分泌物可做细菌培养和药物敏感性试验，以指导进一步治疗。冲洗后可向窦腔内注入抗生素、甾类激素及糜蛋白酶等。

4. 体位引流的护理

体位引流可有效引流脓涕及局部用药，患儿可根据情况使用鼻腔置换法帮助窦腔引流。

5. 物理治疗的护理

物理治疗包括局部热敷、短波透热或红外线照射等，可促进炎症消退和改善症状。

（三）用药护理

遵医嘱给予患者全身使用足量抗生素以控制感染，高热者给予解热镇痛药，鼻内滴用血管收缩剂和糖皮质激素，缓解鼻塞。

（四）病情观察

密切观察患者病情，及时报告医师并协助处理。例如，体温有无升高，脓涕是否增多，鼻塞、头痛等是否加重，有无耳痛、耳闷感、听力下降，有无咳嗽、痰多，有无眼痛、眼球运动受限、视力下降等。防止引起并发症或转为慢性鼻窦炎。

（五）健康指导

（1）指导患者正确滴鼻、鼻腔冲洗、体位引流等，同时养成正确的擤鼻方法。

（2）若出现高热不退、头痛加剧、眼球运动受限等症状，应及时就诊。

（3）加强锻炼，增强机体抵抗力，防止感冒。

（4）生活有规律，劳逸结合，忌烟、酒、辛辣刺激性食物。注意工作、生活环境的洁净，加强室内通风。

（5）患急性鼻炎时，不宜乘坐飞机。游泳时避免跳水和呛水。

（6）积极治疗全身及局部病因，及时、彻底治疗本病，避免转化为慢性鼻窦炎。

第三节　慢性鼻窦炎

慢性鼻窦炎（CRS）是鼻窦黏膜的慢性炎症性疾病。急性鼻窦炎的鼻部症状持续超过12周而症状未完全缓解，即可认为其已经进入慢性阶段。本病多由急性鼻窦炎反复发作、未治愈、迁延不愈所致，以常流脓涕为主要特征。本病可单侧或单窦发病，但常为双侧或多窦同时或相继患病。当一侧或双侧各窦均患病时，称全鼻窦炎，相当于中医的"慢鼻渊"。

一、病因病理

（一）病因

本病多因急性鼻窦炎治疗不当或未治愈，反复发作，迁延不愈而转为慢性。除与感染、变态反应、鼻腔解剖异常有密切关系外，环境、遗传因素、骨炎、胃食管反流、呼吸道纤毛系统疾病、全身免疫功能低下等均可为诱因。

（二）病理

约半数慢性鼻窦炎患者病变黏膜固有层有显著的腺体增生（腺体型），小部分患者表现为固有层纤维组织增生（纤维型）及显著水肿（水肿型），其余患者表现为腺体增生、纤维组织增生及水肿同时存在（混合型）。不伴有鼻息肉患者没有显著嗜酸细胞浸润，而大多数为中性粒细胞浸润，同时伴有上皮细胞增生、杯状细胞增生、基底膜增厚及鳞状上皮化生。

（三）病机

本病有虚实之分。实者为郁热，病在肺与胆；虚者为气虚夹寒湿，病在肺、脾、肾。慢鼻渊的形成，与患者个体禀赋相关的病理体质条件有关。

1. 胆腑郁热

反复感受风热邪毒，邪热郁滞，胆失疏泄，气郁化火，蒸腐鼻窍肌膜，浊涕长流不止。

2. 气虚邪恋

鼻渊久不愈，耗伤肺脾之气，致肺脾气虚，清阳不升，湿浊上干，久滞窦窍，流浊涕不止。

3. 肾虚寒凝

久病伤气损阳，病变由脾及肾，督脉虚寒，湿浊上干，寒湿留滞窦窍，浊涕难止。

二、临床表现

（一）症状

1. 全身症状

本病全身症状轻重不等，多数患者无全身症状。较常见的为头昏、倦怠、精神不振、失眠、记忆力减退和注意力不集中等，尤以青年学生明显。

2. 局部症状

局部症状主要为鼻部症状。

（1）多脓涕：本病的特征性症状。鼻涕呈黏脓性或脓性，色黄绿或灰绿。前组鼻窦炎的脓涕易从前鼻孔溢出，部分可流向后鼻孔；后组鼻窦炎的脓涕多经后鼻孔流入咽部而表现为咽部多痰甚至频繁咳痰，此即"后鼻孔流涕"，是为"无声之嗽"的重要原因，仅闻主动的咳痰之声而无反射性咳嗽之声，部分慢性鼻窦炎患者有时可能仅表现为此类症状。牙源性上颌窦炎的鼻涕常有腐臭味。

（2）鼻塞：多呈持续性，患侧为重。鼻塞的程度随病变的轻重而不同，伴鼻甲肥大、鼻息肉者，鼻塞尤甚。

（3）头痛：不一定有，即使有头痛，也不如急性鼻窦炎那样明显和严重。一般表现为钝痛和闷痛，或头部有沉重感。若出现明显的头痛，应小心并发症。

（4）嗅觉障碍：由鼻黏膜肿胀、肥厚或嗅器变性所致，多数为暂时性，少数为永久性。

（二）体征

鼻镜检查可见下鼻甲肿胀，少数患者也可表现为萎缩，或有中鼻甲息肉样变、钩突黏膜水肿（慢性鼻窦炎的重要体征）、中鼻道变窄。前组鼻窦炎时，脓液多见于中鼻道。上颌窦炎者脓液一般在中鼻道后下段，并可沿下鼻甲表面下流而积蓄于鼻底和下鼻道；额窦炎者，脓液多自中鼻道前段下流。后组鼻窦炎脓液多位于嗅裂，或下流积蓄于鼻腔后段，或流入鼻咽部。

三、实验室及其他检查

（一）影像学检查

鼻窦 X 线平片和断层片是本病诊断之重要手段，可显示鼻腔大小、窦腔密度、液平面或息肉阴影等。必要时行鼻窦 CT 扫描及磁共振成像（MRI）检查，对精确判断各鼻窦，特别是后组筛窦炎和蝶窦炎，鉴别鼻窦占位性或破坏性病变有重要价值。

（二）上颌窦穿刺冲洗

对于慢性上颌窦炎，穿刺冲洗可用于诊断，也可用于治疗，其诊断价值可能优于鼻窦 X 线片。通过穿刺冲洗，可了解窦内脓液之性质、量、有无恶臭等，并便于做脓液细菌培养和药物敏感试验。

（三）纤维鼻咽镜或鼻内镜检查

纤维鼻咽镜或鼻内镜检查可进一步查清鼻腔和窦口鼻道复合体病变性质、范围与程度。

（四）鼻阻力计检查

鼻阻力计检查可客观记录鼻腔通气功能受损情况。

四、诊断与鉴别诊断

（一）诊断要点

本病病程长，症状时轻时重，多脓涕、鼻塞，既往有急性鼻窦炎发作史。鼻源性头部不适或伴有胀痛感为本病的重要病史和症状。鼻腔检查见中鼻道或嗅裂积脓，伴有比较明显的鼻腔黏膜病变，鼻窦影像学检查有阳性改变，全身症状多不明显。

（二）鉴别诊断

1.慢性鼻炎

慢性鼻炎主要症状是鼻塞，多呈双侧交替性，病理改变多在下鼻甲，中鼻道和嗅裂中一般无脓液，也无息肉形成，鼻窦检查呈阴性。

2.鼻腔、鼻窦恶性肿瘤

鼻腔、鼻窦恶性肿瘤可有长期鼻塞及流脓血涕史。常为一侧鼻塞，呈进行性加重，鼻内疼痛，头痛、头胀。鼻腔内可见肿块，色红，触之易出血。

五、治疗

本病现比较注重内科治疗，尤其是中医辨证论治，其具有独特的优势。手术治疗的目的侧重在通畅引流，不宜轻易剥除窦内健康黏膜。治疗的关键在于合理地调治患者的病理体质，最大限度地恢复窦腔引流和鼻腔正常的生理功能，并重视抗变态反应的处理，以利于提高远期疗效。

（一）局部予以鼻用糖皮质激素和全身合理应用抗生素

有急性发作迹象或有化脓性并发症者，应全身给予抗生素治疗。慢性鼻窦炎急性发作者，应合理选用敏感药物，用常规剂量，疗程不超过2周。不推荐局部使用抗生素。但是，由于大环内酯类（14元环）药物具有抗炎作用，可以小剂量（常规抗菌剂量的1/2以下）口服，疗程不少于12周。结合应用鼻用糖皮质激素已成为慢性鼻窦炎的基础疗法。

（二）辨证论治

1.胆腑郁热，上犯窦窍证

证候：鼻涕浓浊，色黄或黄绿，或有腥臭味，鼻塞，头昏重。鼻黏膜红肿。兼见烦躁易怒、口苦咽干、小便黄赤。舌质红，苔黄腻，脉弦滑数。

治法：清泄胆热，利湿通窍。

方药：奇授藿香丸加味。一般加木通、茵陈、黄芩、栀子、鱼腥草。咽痛者，加牛蒡子、青黛；大便秘结者，可加大黄。

2.气虚邪恋，留滞窦窍证

证候：鼻塞或轻或重，稍遇风冷则鼻塞加重，鼻涕黏白、量多，无臭味，嗅觉减退。鼻黏膜晦暗，鼻甲肿大，或有息肉样变。全身症状见倦怠乏力、头昏闷或重胀、恶风自汗、咳嗽痰稀、食少腹胀、便溏。舌质淡或胖而有齿印，苔白或腻，脉濡弱。

治法：健脾补肺，渗湿化浊。

方药：参苓白术散合温肺止流丹加减。鼻塞甚者，可合苍耳子散；鼻涕浓稠量多者，可酌加陈皮、半夏、枳壳、瓜蒌等；畏寒肢冷、遇寒加重者，可酌加防风、桂枝等。

3.肾虚寒凝，困结窦窍证

证候：鼻塞，嗅觉减退，流黏白浊涕不止，遇风寒而症状加重，缠绵难愈。鼻黏膜淡红肿胀，中鼻甲水肿明显。并见形寒肢冷、精神萎靡、腰膝冷痛、小便清长、夜尿多。舌淡苔白，脉沉细。

治法：温壮肾阳，散寒通窍。

方药：麻黄附子细辛汤加味，可合附桂八味丸。脓涕较多者，可加苍耳子、藿香；头痛重者，可加川芎；倦怠乏力、精神萎靡者，可加黄芪、党参。

（三）局部治疗

1.鼻腔用药

不推荐经常使用血管收缩剂；鼻塞严重者可以短期使用新型鼻用减充血剂，如盐酸赛洛唑啉滴鼻液（一般不超过 7 d），但应慎用。由于本病多与变态反应性因素有关，必要时可于滴鼻液中适量加入类固醇类激素，或应用色甘酸钠等抗变态反应药物，或联合应用鼻用糖皮质激素。

2.上颌窦穿刺冲洗

上颌窦穿刺冲洗每周 1 ～ 2 次。必要时可经穿刺针导入硅胶管，留置于窦内，以便每日冲洗和灌注抗生素、激素或中药制剂。

3.鼻窦负压置换疗法

鼻窦负压置换疗法即用负压吸引法促进鼻窦引流，并将药液带入窦内，以达到治疗目的。本法尤其适用于后组鼻窦炎及慢性全鼻窦炎。

（四）手术治疗

1.鼻腔病变的手术处理

鼻腔病变的手术是以窦口鼻道复合体为中心的鼻窦外围手术，如鼻中隔偏曲矫正术、鼻息肉摘除术及咬除膨大的钩突与筛泡等。手术目的是解除窦口鼻道复合体区域的阻塞，改善鼻窦通气引流，促进鼻窦炎症的消退。

2.鼻窦手术

鼻窦手术在正规的保守治疗无效后方可采用，包括传统手术和功能性鼻内镜手术两大类，现多趋向于开展功能性鼻内镜手术。

（五）黏液促排剂

合理选用黏液促排剂可增强呼吸黏膜上皮细胞纤毛运动功能，稀化黏液，有助于窦腔内脓性分泌物的排出。

（六）中成药

使用中成药时可选用鼻炎康片、千柏鼻炎片、鼻窦炎口服液、藿胆丸等，可同时配合应用补中益气丸、参苓白术丸等。合并有变态反应因素者，可以选用前药配合玉屏风颗粒口服。

（七）其他疗法

局部可配合应用红外线、微波、超短波及热敷等物理疗法。可经常用生理盐水或 2% ～ 3% 高渗盐水冲洗鼻腔。

六、主要护理问题

（1）鼻塞、头痛：与分泌物多、鼻腔填塞及脓液刺激有关。

（2）疼痛：与鼻窦慢性炎症、手术机械性损伤、鼻腔填塞等有关。

（3）焦虑：与担心手术及预后有关。

（4）有感染的危险：与手术创伤有关。

（5）潜在并发症：手术后出血、感染、眶蜂窝织炎、脑脊液漏、球后视神经炎等。

（6）知识缺乏：患者缺乏慢性鼻窦炎的治疗与自我保健知识。

七、护理措施

（一）心理护理

耐心向患者解释病情，介绍治疗方法，告知疾病的恢复过程及注意事项，帮助患者树立治愈疾病的信心，使患者积极配合治疗。

（二）治疗护理

（1）遵医嘱用0.9%氯化钠溶液进行鼻腔冲洗，清除分泌物。

（2）鼻窦置换疗法适用于全鼻窦炎，该法利用负压使药物直接作用于窦腔黏膜。

（3）上颌窦穿刺冲洗。应观察脓液性质、量及疗效，做好记录。在穿刺的过程中如发现患者出现头晕、出冷汗、脉搏细弱，应立即停止冲洗，拔出穿刺针，密切观察并及时处理。

（三）用药护理

遵医嘱局部滴用血管收缩剂或糖皮质激素，配合服用中成药，如霍胆丸等。

（四）手术护理

对长期保守治疗无效的患者，可行鼻窦手术或辅助性手术（中鼻甲切除、鼻息肉摘除、矫正高位鼻中隔偏曲等）。常见的鼻部手术有鼻甲部分切除术、鼻息肉摘除术、鼻中隔偏曲矫正术、鼻窦炎根治术、鼻整形术等。应做好围手术期护理。

1.术前护理

（1）做好心理护理，耐心解释手术的目的、方式、注意事项，以缓解患者的紧张、焦虑情绪，从而使患者积极配合手术。过度紧张者，术前一晚遵医嘱给予镇静剂。

（2）遵医嘱术前完善各项检查。

（3）给患者备皮，剪去术侧鼻毛，男性患者需理发、剃净胡须。鼻腔手术需行鼻腔冲洗；上颌窦手术前1 d应行上颌窦穿刺冲洗术；经口进路者，术前1～2 d给予复方硼砂含漱液漱口。

（4）全身麻醉者，术前晚应灌肠，术前 6 h 禁食、禁水。局部麻醉者手术日晨可进少量干食。

（5）手术日晨测量并记录体温、脉搏、呼吸、血压，遵医嘱给予术前用药。

2. 术后护理

（1）遵医嘱局部麻醉者术后采取半卧位，减轻头部充血，利于吐出口内分泌物。有虚脱现象者，改为平卧位。全身麻醉者去枕，采取平卧位，头偏向一侧。

（2）口内进路者，进流质饮食；非口内进路者，进半流质饮食或软食。

（3）由于手术影响患者的呼吸、睡眠，患者常出现焦虑情绪。应耐心、细致地和患者及家属交流沟通，使之保持良好心态，以利康复。

（4）遵医嘱给予镇痛、止血、抗感染治疗。观察患者的体温、脉搏、呼吸及血压，注意有无鼻腔渗血情况。嘱患者有血流入咽部时应吐出，切勿咽下；如出血较多，及时通知医师处理，必要时按医嘱使用止血药，床旁备好鼻止血包。注意面部肿胀反应，疑有感染者，应及时报告医师，给予处理。

（5）术后初期用冰袋做局部冷敷，可减轻术后肿胀等；术后第 5 d 开始，应做局部热敷，增进恢复。

（6）嘱患者尽量不要用力咳嗽或打喷嚏，如欲打喷嚏，可用手指按人中做深呼吸，或用舌尖抵住硬腭以抑制，实在抑制不住则张口打出，以免鼻腔内纱条松动或脱出而引起出血。

（7）经口进路者，术后第 2 d 给予复方硼砂含漱液漱口。遵医嘱对鼻腔填塞患者进行口腔护理，保持口腔清洁。

（8）鼻腔填塞纱条者，第 2 d 开始滴液状石蜡以润滑纱条，便于抽取。纱条抽净后应注意观察有无出血情况，遵医嘱给滴鼻药或鼻腔喷雾。

（9）教会出院患者正确的鼻腔冲洗及滴鼻法。告知患者不用手挖鼻，预防感冒。

（五）病情观察

根据病情需手术治疗者，术后密切观察患者体温、脉搏的变化，有无大出血、剧烈头痛、恶心、呕吐等，鼻腔有无水样分泌物流出，有无视力下降、眼球运动障碍等。防止脑脊液鼻漏、颅内感染或球后视神经炎等并发症。如有异常立即报告医师并协助处理。

（六）健康指导

手术后鼻腔伤口的愈合和表面黏膜功能的完全恢复，一般需要 3～6 个月，在此期间需进行自我保护和定时复诊鼻腔换药，以保证治疗效果。

（1）注意天气变化，及时增减衣服，预防感冒。

（2）加强体育锻炼，增强体质，避免过度劳累，戒烟酒。

（3）掌握正确的擤鼻方法，勿用力擤鼻。正确的方法：用示指按压单侧鼻孔轻轻擤或先吸入口腔再将其吐出。

（4）养成良好的卫生习惯，切忌用手指挖鼻孔。

（5）掌握鼻腔冲洗方法，按时进行鼻腔冲洗。

（6）定时门诊复查换药及遵医嘱鼻腔用药。

第四节　变态反应性鼻炎

变态反应性鼻炎（AR）简称"变应性鼻炎"，又称"过敏性鼻炎"，为鼻黏膜的Ⅰ型（速发型）变态反应性疾病，包括间歇性和持续性两种。随着工业化的发展及大气污染的加重，空气中 SO_2 浓度增高，饮食结构及"过度清洁"的生活方式发生改变，本病发病率有明显上升趋势，发达国家在20％以上。我国不同地区之间发病率差异很大，高发区已达到37.74％。本病发生无明显性别差异，多发于青壮年及儿童。本病属于中医"鼻鼽"范畴。

一、病因病理

（一）病因

1. 变应原物质

变应原物质为诱发本病的直接原因，包括吸入性变应原与食入性变应原两大类。前者常见的有花粉、屋尘螨、真菌、动物皮屑、羽绒、室内尘土等，后者常见的有牛奶、鱼虾、鸡蛋、水果等。

2. 遗传因素

本病患者常为特应性体质，属于易感个体，而且其家族成员中多有类似疾病患者，因此本病与遗传因素有关。

（二）病理

本病为 IgE 介导的鼻黏膜Ⅰ型变态反应，但可影响整个呼吸道黏膜。当变应原进入鼻黏膜后，经抗原处理与递呈，Th0 细胞向 Th2 细胞分化，发生 Th2 细胞漂移，CD4 和 T 细胞等细胞活化，释放细胞因子，刺激 B 细胞合成并分泌特异性 IgE 抗体，后者与肥大细胞、巨噬细胞、嗜碱性粒细胞等效应细胞膜上的 IgE 受体结合，使鼻黏膜致敏。同时，对嗜酸性粒细胞有较强趋化效应的细胞因子的合成和分泌亦大大增加。当致敏机体再次接触同类变应原时，与效应细胞膜表面的 IgE 结合，并与另一 IgE 分子桥连，激活肥大细胞等脱颗粒，释放大量生物活性介质，如组胺、白细胞三烯、激肽、前列腺素类、血小板活化因子及神经多肽类物质等，黏膜上皮一氧化氮（NO）合成增加，继而导致鼻黏膜毛细血管扩张，通透性增高，组织水肿，腺体分泌增加，嗜酸性粒细胞聚集，感觉神经末梢敏感性增强，表现为鼻黏膜的显著水肿。病变可波及整个呼吸道，特别是终末支气管系统黏膜及平滑肌。变应性鼻炎发作时，其炎症细胞的活性至少与疾病早期原癌基因 c-jun 的活化有关。c-jun 表达产物 AP-1 与 DNA 分子的 AP-1 位点结合，启动靶基因转录，促进细胞增殖和炎性介质的合成。由于微量元素与某些酶活性有关，尤其是与那些涉及免疫功能的酶活性及激活因子有关，如锌与 DNA 和 RNA 聚合酶的关系等，亦参与变应性鼻炎的发病机制。但是，有时也可能涉及鼻腔或呼吸道局部神经 - 免疫网络系统参与发病机制的问题。

在病理组织学上，变应性鼻炎的鼻黏膜常表现为以 T 淋巴细胞、嗜酸性粒细胞浸润为主要特征的变态反应性炎症。在疾病早期，当脱离致敏因素后，其病理改变可有不同程度的恢复。但于多次或反复发作后，其由血管扩张发展为管壁增厚，纤维组织增生，可致黏膜肥厚及息肉样变。

（三）病机

鼻鼽，又称鼽嚏，《素问玄机原病式・六气为病》中曰："鼽者，鼻出清涕也。""嚏，鼻中因痒而气喷作于声也。"本病的发生，乃在肺、脾、肾三脏虚损基础之上，由感受风寒异气，鼻窍受邪所致。

1. 肺虚感寒

肺主气，开窍于鼻，外合皮毛，司腠理开阖。肺气充足，则卫外坚固。禀赋异常而致素体肺气虚弱，则卫表不固，腠理疏松，风寒异气易乘虚而入，致宣降失调，津液停聚，鼻窍不利而为病。故《诸病源候论》卷二十九曰："肺气通于鼻，其脏有冷，冷随气入乘于鼻，故使津涕不能自收。"

2. 肺脾气虚

脾土为肺金之母。鼻鼽久不愈，肺气日虚，子盗母气，致脾气亦因而虚弱，进一步加剧肺气不足，卫表不固，更易感风寒异气之邪，故而鼻鼽反复发作不愈，黏膜病变趋于严重。正如李东垣《脾胃论・脾胃盛衰论》所说："肺金受邪，由脾胃虚弱，不能生肺，乃所生受病也。"

3. 肾阳亏虚

肾为先天之本，诸阳之根，主纳气。同时，命门之火温煦脾土。本病患者多为禀赋异常，肾阳不足。在肺脾之气均现虚弱之际，经诸脏的生、克、乘、侮等复杂病机变化，可进而波及肾命之火，出现三脏气阳亏虚，寒水上泛而不能制，尤易受风寒异气之刺激而发病，以致鼻鼽频作不止。所以，《素问・宣明五气》篇曰："五气所病……肾为欠、为嚏。"

4. 气虚郁热

气虚郁热本系虚损病机，由于禀赋效应差异不一，于鼻鼽发病的某一阶段，因肺脾气虚，卫外不固，很易感受外邪。风寒异气侵袭，无力祛除，稽留肺系，郁久化热，故可于虚寒病证期间伴发郁热之象。该类病机变故，甚至可以发生于肾阳亏虚之际。只不过此为暂时之变，并系本虚标实之象，属于特应性病理体质与风寒异气致病效应交互作用的一过性特殊病机反应。

二、临床表现

（一）症状

本病以阵发性发作鼻痒、喷嚏频作、大量清水样涕、鼻塞为典型表现。

1. 喷嚏

喷嚏呈阵发性发作，少则三五个，多则十个以上，常在晨起或夜晚时明显。

2. 清涕

本病发作时有大量清水样鼻涕溢出，重者如水自流。

3. 鼻塞

鼻塞呈间歇性或持续性，程度轻重不一，花粉症患者鼻塞常较重。

4. 鼻痒

多数患者自觉鼻痒，有蚁爬感，花粉症患者以眼痒明显。

5. 嗅觉减退

嗅觉减退多为暂时性，偶见持久性者。

（二）体征

鼻镜检查典型表现为鼻黏膜苍白水肿，或为淡白、灰白、浅蓝色甚至紫蓝色，以下鼻甲明显。鼻腔内多水样分泌物。部分患者鼻黏膜可呈息肉样变甚至形成息肉。

（三）并发症

1. 变应性鼻窦炎

由于鼻窦黏膜与鼻腔黏膜连续，且结构相同，鼻腔变态反应很容易波及鼻窦。鼻窦黏膜明显水肿，CT 可帮助诊断。

2. 分泌性中耳炎

患者可出现耳鸣、耳闷、听力下降等症状，声导抗检查有助于确诊。

3. 过敏性咽喉炎

患者常觉咽喉作痒，咳嗽或有声嘶，少数严重者可能发生喉水肿，引起呼吸困难。

4. 支气管哮喘

支气管哮喘是变应性鼻炎常见并发症，可同时发生，或先后发生，严重的季节性患者最易并发此病。研究证实，变应性鼻炎与支气管哮喘在流行病学、发病机制、病理改变等方面均有诸多相同之处，因而存在着上下呼吸道在病理学上的一致性。符合"一个气道，一种疾病"的概念，强调了变应性鼻炎是支气管哮喘重要危险因素的认识。

三、实验室及其他检查

（一）鼻分泌物涂片细胞学检查

脱落细胞学检查可见较多嗜酸性粒细胞、嗜碱性粒细胞和杯状细胞。嗜酸性粒细胞的多少与患者近期是否接触变应原有关。

（二）IgE 抗体检测

采用放射免疫法或酶联免疫吸附试验检测，血清或鼻分泌物总 IgE 水平可升高，特异性 IgE 多为阳性。

（三）变应原半定量快速体外检测法

取血清样本，加样于检测板标本孔，15 ～ 20 min 即可观测结果。阳性反应分 5 级。文献报道该试验阳性率大于 90 %，特异性大于 99 %，效果优于常规酶联免疫吸附测定法，但应注意假阳性结果的排除。这类试剂盒组合可以检测 60 种以上的吸入性与食入性变应原。

（四）皮肤点刺试验（SPT）

以适宜浓度和微小剂量的各种常见变应原标准化浸液在前臂掌侧做皮肤点刺试验，经与组胺对照液结果比对，阳性反应说明患者对该种变应原过敏。若受检者在应用抗组胺药物或糖皮质激素治疗期间，皮肤点刺试验应至少在停药 7 d 后方可进行。

（五）鼻黏膜激发试验

为进一步明确变应原检测结果的可靠性，可将某种阳性变应原以适宜浓度浸湿滤纸片，置于下鼻甲表面进行激发试验，阳性反应者即可表现出鼻痒、喷嚏、流清涕等过敏症状。此项试验结果阳性即可确诊。

四、诊断与鉴别诊断

（一）诊断要点

本病的诊断主要依据病史、症状和检查所见。可参考世界卫生组织颁布的变应性鼻炎临床定义和分类及阶梯治疗指南进行诊断。确诊变应性鼻炎需临床表现与皮肤点刺试验或血清特异性 IgE 检测结果相符，并得到激发试验结果的证实。

"变应性鼻炎及其对哮喘的影响"（ARIA）工作小组在最新修订的指南中，依据患者发病情况、病程和对患者生活质量的影响，继续维持对变应性鼻炎的新分类法，即首先分为间歇性和持续性变应性鼻炎两类，再将每一类分为轻度和中重度两级。由此排列组合，变应性鼻炎可以分为四个亚型，依次为轻度间歇性、中重度间歇性、轻度持续性和中重度持续性变应性鼻炎。但是，鉴于花粉症的发病与诊疗特殊性，这种分类法是否完全适用于该病的实际情况，值得深入探讨。

（二）鉴别诊断

1. 血管运动性鼻炎

本病与神经 - 内分泌系统功能失调有关。其临床表现与变应性鼻炎极为相似，发作突然，消失亦快。情绪激动、精神紧张、疲劳、环境冷热变化等因素可诱发本病。变应原皮肤试验和其他实验室检查均为阴性，鼻分泌物涂片无典型改变。

2. 嗜酸性粒细胞增多性非变应性鼻炎

本病临床症状与变应性鼻炎相似，鼻分泌物中可见大量嗜酸性粒细胞，但变应原皮肤试验和 IgE 检测均为阴性。

3. 急性鼻炎

急性鼻炎早期有喷嚏、清涕，但程度轻、病程短，一般 7 ～ 10 d。常伴有四肢酸痛、周身不适、发热等症状。发病高峰期鼻涕可变成黏液性或黏脓性。

五、治疗

目前，药物治疗是控制变应性鼻炎症状的首选措施，免疫治疗则为最根本的疗法。本病的中医药治疗在缓解症状、延长间歇期、减少反复发作方面显示了一定优势，尤其是对西药（如激素）有禁忌证的患者，中医药治疗更显重要。急性发作期采用抗组胺药、糖皮质激素和抗胆碱能药物治疗，可在短时间内迅速控制症状；缓解期或间歇期，则宜以中医辨证治疗为主，辅以辨证调体，有助于通过调控禀赋相关的表观遗传学病理环节而改善特应性体质，减轻病情，减少病情反复。

（一）避免接触变应原

对已明确的变应原，应设法避免接触或食用。例如：花粉症患者，可在花粉季节减少外出或迁移他地；对动物皮屑、羽毛过敏者，应避免接触宠物、禽鸟；对真菌、屋尘过敏者，应保持室内通风、干爽。

（二）抗组胺药

常用的抗组胺药为组胺受体 H1 拮抗剂，主要用于治疗间歇性变应性鼻炎，可控制鼻痒、打喷嚏和流涕等症状，但对缓解鼻塞作用较弱。口服用药起效一般需 1 ～ 2 h，药效可持续 12 ～ 24 h。第一代抗组胺药如氯苯那敏、赛庚啶、异丙嗪等，有嗜睡副作用。第二代抗组胺药如阿司咪唑、西替利嗪、氯雷他定、特非那定等，其副作用小，但要注意不能过量用药，不能与酮康唑、伊曲康唑和红霉素合用。第三代抗组胺药如地氯雷他定、左旋西替利嗪、左卡巴斯汀、去甲阿司咪唑、弗克芬德等，理论上无中枢镇静作用。口服抗组胺药在儿童变应性鼻炎治疗中的作用尤为重要。近年已有鼻腔局部应用的抗组胺药如盐酸氮卓斯汀鼻喷雾剂（爱赛平）、盐酸左卡巴斯汀鼻喷雾剂（立复汀）用于

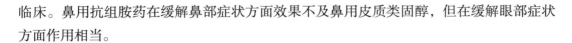

临床。鼻用抗组胺药在缓解鼻部症状方面效果不及鼻用皮质类固醇，但在缓解眼部症状方面作用相当。

（三）肾上腺糖皮质激素

肾上腺糖皮质激素疗法被认为是目前治疗变应性鼻炎等变应性疾病最有效的药物疗法，临床上多采用鼻用糖皮质激素喷雾制剂。该类药物通常起效较慢，需 12 ～ 24 h，而最佳药效则在数日甚至数周后才能达到。其特点是对鼻腔黏膜局部效应强而吸收入血甚少，肝脏首过效应效率非常高，因而全身效应很低，按推荐剂量使用可将全身副作用降至最低，安全性得到了保障。常用者有丙酸倍氯米松、布地奈德、丙酸氟替卡松和糠酸莫米松等。对常年性和季节性变应性鼻炎的疗效无明显差异。儿童患者应尽量降低使用剂量并将疗程限制在 2 ～ 6 周，可参考《儿童变应性鼻炎诊断和治疗指南（2010 年，重庆）》控制用药。

（四）细胞因子拮抗剂

目前常用的细胞因子拮抗剂是白三烯拮抗剂、孟鲁斯特纳等制剂，有助于增强疗效。

（五）免疫疗法

免疫疗法亦称特异性脱敏疗法。此法不仅可使机体产生高水平特异性，免疫球蛋白（IgG）封闭抗体，以阻抑变应原与 IgE 抗体的结合，更重要的是可通过对调节性 T 细胞功能活性的激活作用，增强免疫耐受机制，并影响黏膜重塑，改善靶器官黏膜的免疫病理机制。皮肤试验及鼻黏膜激发试验阳性的相应变应原提取液，以极低浓度开始少量皮下注射或舌下滴药含服，逐渐增加浓度和剂量，经诱导期后改为维持剂量。但变应原的安全性等问题仍需进一步改善，尤其是以注射法脱敏者更应注意。一旦开始免疫治疗，就不能中断治疗计划，坚持 2 年以上方能获得理想疗效。因疗程很长，不少人难以坚持完成正规疗程，故影响了疗效。目前正在发展基因工程变应原，有望提高变应原纯度及疗效。

（六）手术治疗

鼻内选择性神经切断术，如翼管神经或筛前神经切断或更为精准的相关神经分支切断，可使鼻内副交感神经兴奋性降低，改善靶器官黏膜神经 - 免疫病理机制，减轻神经源性炎症病变，获得一定的治疗效果。

（七）辨证论治

1. 肺虚不固，鼻窍感寒证

证候：该型常为鼻鼽之轻证，或为初发阶段。鼻痒难忍，喷嚏频作，流大量清水鼻涕，鼻黏膜苍白水肿，可伴鼻塞、嗅觉减退，遇风冷发作。素体常有恶风怕冷、易感冒、倦怠乏力、气短自汗。舌质淡，苔薄白，脉虚弱。

治法：温肺散寒，益气固表。

方药：温肺止流丹，或用玉屏风散合苍耳子散加减。风寒盛、营卫不和者，合桂枝汤；痒甚嚏多，加蜈蚣、全蝎、地龙、蝉蜕。

2. 肺脾气虚，鼻窍失养证

证候：多为病情发展而渐加重，持续日久之故。鼻塞重，鼻涕清稀或黏白，淋漓而下，嗅觉迟钝，双下鼻甲黏膜肿胀甚，色苍白或灰暗，或呈息肉样变。全身伴见头昏头重、神疲气短、四肢困倦、纳差、便溏。舌质淡或淡胖，边有齿痕，苔白，脉濡缓。

治法：健脾补肺，升阳固表。

方药：补中益气汤加减。发作时加细辛、五味子、辛夷、白芷；清涕不止，加乌梅、诃子；鼻黏膜肿胀甚，加车前子、泽泻、浙贝母、半夏。小儿患者，可用参苓白术散。

3. 肾阳亏虚，鼻窍失温证

证候：此为病之重者，症状明显，经久不愈。常年性发作鼻痒，打喷嚏，流清涕，早晚较重，鼻黏膜苍白水肿或紫暗，兼见腰膝酸软、四肢不温、背冷怕寒、小便清长。舌质淡，脉沉细弱。

治法：补肾益气，温阳固表。

方药：金匮肾气丸或右归丸加减。可加当归尾、赤芍、川芎。表现有肾阴不足者，可联用左归丸加减。

4. 气阳虚弱，热郁鼻窍证

证候：阵发鼻痒，喷嚏频作，常流清涕，间有稠涕，鼻腔黏膜红赤或暗红肿胀。伴口微苦且干，常觉体乏心烦，小便黄，大便干结。舌质偏红，苔微黄，脉兼细数且弱。

治法：清热祛风，益气止嚏。

方药：辛夷清肺饮合补中益气汤加减。可加知母、黄柏、牡丹皮。

（八）中成药

中成药有金匮肾气丸、右归丸、鼻炎片、玉屏风散、补中益气丸、益气聪明丸、左归丸等，视病情辨证选用。

（九）局部治疗

1. 肥大细胞稳定剂

肥大细胞稳定剂如色甘酸钠，以4％溶液滴鼻或喷鼻。

2. 减充血剂

发作期间，可于鼻腔局部短期适量应用盐酸赛洛唑啉滴鼻液或1％麻黄素滴鼻液（儿童用0.5％），以缓解鼻塞症状。

3. 抗胆碱药

抗胆碱药如0.03％异丙托溴铵喷鼻剂，可减少水样鼻分泌物。

4. 中药制剂的鼻腔局部应用

中药制剂的鼻腔局部应用如葱白滴鼻液、滴鼻灵等滴鼻，碧云散、荜茇适量研末吹鼻。用鹅不食草干粉，加入凡士林制成 100 % 药膏，涂入鼻腔。或用干姜适量研末，蜜调涂鼻内。

5. 其他疗法

鼻腔冲洗可起到辅助治疗的作用。下鼻甲黏膜冷冻疗法、微波热凝、激光照射、20 % 硝酸银烧灼等，可降低鼻黏膜敏感性，但应慎重选用。现正在研发 IgE 抗体基因工程疫苗，有望用于临床。

（十）针灸疗法

1. 体针

取风池、迎香、禾髎、肺俞、脾俞、肾俞、大椎等穴位，轮换使用，每日 1 次，10 d 为 1 个疗程，用补法。

2. 耳穴贴压

取过敏点、肺、脾、肾、肾上腺、内分泌、内鼻、皮质下等穴，以王不留行籽胶粘固定，随时按压。双耳交替使用，3 d 轮换 1 次。

3. 灸法

取迎香、百会、上星、足三里、三阴交等穴位，悬灸或隔姜灸。

六、主要护理问题

（一）清理呼吸道无效

鼻塞、流鼻涕，与鼻黏膜水肿及分泌物增多有关。

（二）舒适的改变

鼻痒、打喷嚏等，与变态反应有关。

（三）感觉紊乱

嗅觉减退或丧失，与鼻黏膜水肿有关。

（四）知识缺乏

患者缺乏有关变应性鼻炎的防治知识。

七、护理措施

（一）常规护理

避免接触变应原，保持室内外清洁干燥，经常晒洗衣物、被褥。花粉播散季节，外出时应戴口罩等。

（二）治疗配合

1. 药物治疗的护理

（1）糖皮质激素类药物：因其抗感染、抗过敏作用，现较为广泛应用于变态反应性疾病的治疗。目前临床上常用的有丙酸氟替卡松鼻喷雾剂、丙酸倍氯米松喷雾剂等，但临床应用时要注意其适应证及避免药品不良反应。

（2）抗组胺药物：如氯苯那敏，有一定的中枢抑制作用，表现为嗜睡及困倦，从事驾驶、高空作业、精密机械操作等人员不宜服用。可选用全身不良反应小、见效快的药物，如左卡巴斯汀、布地奈德、曲安奈德等。

（3）膜保护剂：临床常用富马酸酮替芬，以及 4% 色甘酸钠溶液滴鼻或喷鼻。可稳定肥大细胞膜，减少化学介质的释放。

（4）减充血剂：主要用于缓解鼻塞症状。常用 1% 盐酸麻黄碱滴鼻液（儿童用浓度为 0.5%），但长期使用可致药物性鼻炎，故应限制使用时间及范围。

2. 免疫学治疗的护理

（1）非特异性免疫治疗：如注射卡介苗多糖核酸、分枝杆菌多肽等，作用无特异性，治疗时间较长。

（2）特异性脱敏免疫治疗：首先要确定变应原，以变应原制成提取液，对患者进行脱敏治疗，逐渐增加其浓度，最终使之不发生或少发生局部变态反应。

3. 手术治疗护理

配合医师做好围手术期护理，如鼻中隔偏曲矫正、下鼻甲部分切除、息肉摘除等手术。筛前神经阻断术、翼管神经阻断术等可降低神经兴奋性，但不良反应多，疗效有争议。

（三）心理护理

医护人员应多和患者沟通，鼓励其说出烦恼，帮助查找变应原，并做好解释工作，减轻疾病带来的不适感。

（四）健康指导

（1）积极锻炼身体，增强机体免疫力。

（2）保持环境和家庭卫生，保持室内通风、清洁、干燥，勤晒衣物、被褥。家装时选用环保材料，减少甲醛的污染。

（3）勿养宠物、花草，不用地毯，尽可能少接触动物皮革、羽毛制品。

（4）花粉播散期尽量减少外出，必要时戴口罩或易地居住。

（5）鼓励患者坚持规范用药，介绍规范用药的效果及意义。

（6）教会患者正确的擤鼻方法，不要用手用力揉搓鼻部。

（7）注意保暖，避免上呼吸道感染，减少诱发因素。

（8）饮食规律，忌烟、酒、辛辣刺激性食物。

（9）定期门诊随访，及时观察治疗进程和治疗效果。

第五节　鼻出血

鼻出血是耳鼻咽喉科临床上常见急症之一，可发生于单侧，也可双侧同时发病。轻者仅为涕中带血，重者大出血，可引起失血性休克。鼻出血的发生除局部原因外，与全身疾病关系更为密切，尤其是全身性出血性疾病。中医称本病为"鼻衄"。

一、病因病理

（一）病因

导致鼻出血的原因分为局部因素和全身因素。

1. 局部因素

局部因素包括创伤（包括手术创伤）、鼻腔鼻窦炎症、鼻中隔病变、鼻部良性肿瘤、鼻部恶性肿瘤、解剖变异、血管畸形等。

2. 全身因素

全身因素包括凝血功能障碍（血液系统疾病、肝脏或肾脏功能障碍、非甾体类抗炎药物使用、酗酒等）、心血管疾病、急性传染病、内分泌疾病、遗传性出血性毛细血管扩张症等。

成人鼻出血常与心血管疾病、非甾体类抗炎药物的使用及酗酒因素有关，儿童鼻出血多见于鼻腔干燥、变态反应、鼻腔异物、血液系统疾病、肾脏疾病及饮食偏食等。

（二）病机

鼻衄一证最早见于《黄帝内经》，《灵枢·百病始生》中记载有"阳络伤则血外溢，血外溢则衄血"，当时就已认识到本病与全身各系统及脏腑功能密切相关。《诸病源候论》对本病的论述则更为详细，将鼻衄分为伤寒鼻衄、时气鼻衄、温病鼻衄、虚劳鼻衄等不同类型。

鼻衄与肺、胃、肝、心、脾、肾关系密切，和全身的气血偏盛或偏衰有关，一般可分为实证和虚证两大类。实证者，多由火热气逆、迫血妄行所致；虚证者，多因阳虚火旺或气不摄血而成。

1. 肺经风热

外感风热或燥热之邪上犯于肺，致肺失肃降，邪热循经上犯鼻窍，损伤阳络，血溢出于清道而为衄。

2. 脾胃积热

脾胃素有积热，或因嗜食辛辣炙馎，致胃热炽盛，火热内燔，循经上炎，损伤阳络，迫血妄行而为鼻衄。

3. 肝火上逆

情志不舒，肝气郁结化火，循经上炎，或暴怒伤肝，肝火上逆，灼伤脉络，血随火动，血溢脉外而为衄。

4. 气虚鼻衄

久病不愈，忧思劳倦，饮食不节，损伤脾胃，脾气虚弱，统摄无权，气不摄血，血不循经，渗溢于鼻窍而致衄。

二、临床表现

（一）症状

本病的症状多为单侧鼻腔出血，量少者如涕中带血，出血剧烈或鼻腔后部的出血常表现为口鼻同时流血或双侧流血。血块大量凝集于鼻腔可导致鼻塞症状。咽入大量血液可出现恶心、呕吐，需要与咯血、呕血区别。成人急性失血量达 500 mL 时多有头昏、口渴等症状，失血量达到 1 000 mL 时可出现血压下降、心率加快等休克前期症状。

（二）检查

检查的目的在于查明出血原因和确定出血部位。

1. 前鼻镜检查

前鼻镜检查多能发现鼻腔前部的出血点。

2. 鼻内镜检查

鼻内镜检查用于明确鼻腔后部或隐匿部位的出血。

三、实验室检查

实验室检查包括血常规及凝血功能检查，可帮助判断出血原因、出血量和有无贫血。

四、诊断与鉴别诊断

务必详询病史，仔细检查，逐步明确其病因，排除消化道、下呼吸道出血。

五、治疗

鼻出血是常见急症，其治疗原则为先止血，然后循因施治。寻找出血部位，判断出血原因，以尽量缩短诊疗时间。同时，估计出血量，对出血量多的患者，应注意补充血容量。

（一）应急处理

对活动性出血患者，应立即采取止血措施，以防失血过多。

1. 简易止血法

位于鼻中隔前段的出血，常为利特尔区出血，可推挤鼻翼压迫鼻中隔，或用冷毛巾湿敷前额、后颈部，促进血管收缩，制止或减少出血。亦可选用 1 % 麻黄素棉片、1：1 000 肾上腺素棉片，或以棉片裹云南白药粉填入鼻窍前段，压迫黏膜，收缩血管以止血。

2. 烧灼止血法

鼻腔内可见的出血点，可于血管收缩剂收缩止血后，选用 20 % 硝酸银、纯石炭酸或 50 % 三氯醋酸等酸性腐蚀药物烧灼；亦可用高频电刀局部电凝、激光烧灼或微波辐射凝固等进行局部止血处理。

3. 填塞止血法

出血较剧烈或出血面积较大，难以用简易方法止血时，可采用填塞止血法，这是最有效、最可靠的止血方法。填塞法分前鼻孔与后鼻孔填塞两种。鼻黏膜收缩及表面麻醉后，立即用凡士林纱条做前鼻孔或后鼻孔填塞止血，亦可以鼻用气囊填塞，或用膨胀止血海绵填塞，其优点是操作简单，填塞后局部刺激反应轻。对于反复鼻出血或凝血机制障碍者，可先在其出血部位敷以明胶海绵或凝血酶、中药止血粉等，再以凡士林纱条等填塞物加压填塞，可收到较好的止血效果。有条件者，必要时可在鼻内镜下施行止血术。填塞物一般留置 2 ～ 3 d，时间过长则有可能因继发感染而加重病情。

4. 血管凝固（结扎）术

经内镜检查出血部位不明或经鼻腔填塞后出血仍不能控制时，应根据鼻腔血管分布和可疑出血部位考虑进行相应的血管电凝(结扎)术，包括蝶腭动脉、筛前动脉、筛后动脉、颈外动脉凝固（结扎）术等。

5. 血管栓塞术

血管栓塞术适用于上述方法不能控制的严重鼻出血或头颅外伤所致的严重鼻出血。通过数字减影血管造影（DSA），对出血责任血管定位、栓塞治疗。

（二）一般治疗

首先，对出血患者应加强心理治疗，稳定其情绪，减轻其思想负担，增强其信心，使其配合治疗。其次，患者应卧床休息，减少活动。予半流质饮食，保持大便通畅。失血量多者，应住院治疗。

（三）药物治疗

1. 镇静剂

镇静剂有助于安定情绪，减缓出血。可选用地西泮、艾司唑仑等口服或肌内注射。

2. 止血剂

止血剂如巴曲酶、酚磺乙胺等，可以改善凝血机制。

3. 补充维生素

补充维生素，如维生素 C、维生素 K、维生素 P 等。

4. 出血量大者

出血量大者应静脉补液以扩充血容量，必要时可输血，防止休克。

（四）病因治疗

如有明确的出血原因，应选择适合的治疗措施，积极治疗原发病，如抗高血压、改善凝血机制等。必要时请相关学科专家会诊，协同治疗。

（五）辨证论治

1. 风热伤鼻证

证候：鼻中出血，点滴而下，色鲜红，量不甚多。出血部位多位于鼻中隔，或见黏膜糜烂。鼻腔干燥、有灼热感。多伴有身热烦躁、口干咽痛、咳嗽痰少。舌红少苔，脉数或浮数。

治法：疏风清热，凉血止血。

方药：黄芩汤或桑菊饮加减。可酌加牡丹皮、白茅根、栀子炭、侧柏叶等凉血止血药。

2. 胃热熏鼻证

证候：鼻血量多，色深红。鼻黏膜色深红而干，或有糜烂。多伴有烦渴引饮、口臭、大便干结、小便短赤。舌红，苔黄或起芒刺，脉洪滑数。

治法：清胃泻火，凉血止血。

方药：凉膈散加减。若大便通利，可去芒硝。热甚伤津、伤阴者，可加麦冬、玄参、白茅根、茜草之类以助养阴清热生津，凉血止血。大出血停止后，转为少量鼻衄，时作时止，反复难愈。伴口干少津、头晕眼花、五心烦热、耳鸣健忘、失眠盗汗、舌红少津、脉细数者，乃阴虚鼻燥之证，宜用知柏地黄汤加旱莲草、阿胶、藕节、仙鹤草、白及等，以收滋补肝肾、养血止血之效。

3. 肝火燔鼻证

证候：鼻衄暴发，量多迅猛，血色深红。鼻黏膜色深红。常伴有头痛头昏、耳鸣、口苦咽干、胸胁苦满、面红目赤、烦躁易怒。舌质红，苔黄，脉弦数。

治法：清肝泻火，凉血止血。

方药：龙胆泻肝汤加减。可加羚羊角、赭石、钩藤。亦可选用羚角钩藤汤以重镇潜阳、宁血止血。另可加白茅根、仙鹤草、茜草根等以加强凉血止血之功；加石膏、黄连、竹茹、青蒿等以清泻上炎之火。若兼心烦失眠、身热口渴、口舌生疮、大便秘结、小便黄赤等症，为心火炎鼻之象，宜用泻心汤加白茅根、侧柏叶、茜草根等，以收凉血止血之效。

4. 气虚鼻衄证

证候：鼻衄常发，渗渗而出，色淡红，量或多或少。鼻黏膜色淡。全身症见面色无华，少气懒言、神疲倦怠、食少便溏。舌淡，苔白，脉缓弱。

治法：健脾益气，摄血止血。

方药：归脾汤加减。可加阿胶以补血养血。出血不止者，可加白及、仙鹤草以收敛止血。此外，凡出血多者，见血虚之象，如面色苍白、心悸、神疲、脉细等。除辨证用药外，还可配合和营止血之法，适当加入黄精、何首乌、桑葚、生地等养血之品。若鼻衄势猛不止，阴血大耗，以致气随血亡，阳随阴脱，症见汗多肢冷、面色苍白、四肢厥逆，或神昏、脉微欲绝者，宜急用回阳益气、固脱摄血之法，以救逆扶危，可选用独参汤或参附汤。

（六）其他疗法

1. 滴鼻法

鼻腔应用 1％ 麻黄素或盐酸赛洛唑啉等血管收缩剂。

2. 吹鼻或塞鼻法

选用云南白药、蒲黄、血余炭、田七粉等具有收涩止血作用的药粉吹入鼻腔，黏附于出血处，可以达到止血的目的。亦可将上述药物放在棉片上，贴敷于出血处，或喷洒于填塞物后行鼻腔填塞。

3. 导引法

双足浸入温水中，或以大蒜捣成泥，贴敷于涌泉穴。亦可用吴茱萸末，炒热后用醋调敷涌泉，有引热下行的作用。

4. 指压法

用手指紧捏患者双侧鼻翼 10 ～ 15 min；用手指掐压患者前发际正中线上 1 ～ 2 寸处，或指压百劳穴，揉 2 ～ 5 min。

（七）针刺疗法

取上星、委中、合谷、少商、足三里，先点刺少商出血，再针其他穴，强刺激，留针 20 min。

六、主要护理问题

（一）恐惧

恐惧与出血量大、反复鼻出血及担心疾病的预后有关。

（二）焦虑

焦虑与鼻出血有关。

（三）潜在并发症

潜在并发症包括鼻腔感染、再次鼻出血、贫血、失血性休克。

（四）感知受损

嗅觉减退与鼻腔填塞有关。

（五）有体液不足的危险

体液不足与鼻腔大量出血有关。

（六）舒适改变

口干、鼻塞、疼痛与鼻腔填塞致头痛及张口呼吸有关。

（七）自理能力下降

自理能力下降与大量出血后体弱、病情要求减少活动有关。

（八）知识缺乏

患者缺乏与鼻出血相关的自我保健和预防知识。

七、护理措施

（一）常规护理

1. 一般护理

（1）病室应避光通风，温度适宜，营造清洁、安静、舒适的环境，避免噪声刺激。

（2）协助患者采取坐位或半坐位，解开其颈部衣扣，使其全身放松，头稍向前倾，冰袋或冷毛巾敷其前额，活动性出血时，应绝对卧床休息。嘱患者吐出口内血液，勿咽下，以观察评估出血量，避免刺激胃部引起恶心、呕吐。有休克征兆者采取平卧头侧位，保持其呼吸道通畅，立即通知医师。

（3）鼻出血患者给予冷流质或温流质饮食，止血后给予富含蛋白质、维生素的饮食，补充含铁食物，必要时给予铁剂。预防便秘，以免用力排便诱发出血。

（4）按医嘱使用抗生素，做好口腔护理，防止感染。

（5）高血压所致鼻出血，遵医嘱应用降压药，注意监测血压的变化。

2. 心理护理

做好心理护理，护理人员应沉着冷静、动作敏捷、稳定患者情绪，避免患者因情绪波动加重出血。迅速建立静脉通道，遵医嘱补液、输血，补充血容量。备好止血药物及抢救物品。

3. 抗休克的护理

（1）外伤所致鼻出血要注意保持呼吸道通畅，及时解除呼吸道梗阻，必要时吸氧。

（2）建立静脉通道，遵医嘱输液或输血，补充血容量。

（3）准备好抢救物品及药物，如吸引器、鼻内镜及光源、止血油纱条、止血药、升压药等。

（4）及时配合医师为患者采取合适的方法止血。

4.简易止血法

嘱患者用拇指、示指捏紧两侧鼻翼 10 ～ 15 min，可以止住鼻中隔前下区的出血；用冰袋或湿毛巾冷敷前额及颈部，使血管收缩以减少出血；用浸有 1 % 麻黄碱或 0.1 % 肾上腺素的棉片塞入出血侧鼻腔，可暂缓出血；行烧灼止血者，应告知患者大概程序及可能带来的不适，以取得患者的配合。

（二）术前护理

1.评估生命体征

术前应评估患者生命体征，特别是血压、脉搏，评估神志、精神状态、行动能力，评估出血量。少量出血，患者可无任何体征变化；出血达 500 mL 时，可出现脉速、乏力、面色苍白；出血为 500 ～ 1 000 mL 时，可出现血压下降、脉速无力、肢冷、出汗等症状。

2.心理护理

鼻出血患者多恐惧、紧张，医护人员应耐心安慰患者，消除恐惧，安抚情绪，使患者配合治疗，防止因情绪波动加重出血的情况。同时，要做好其家属的解释工作，及时更换污染的衣服、被褥，避免对患者产生不良刺激。

3.术前准备

准备好抢救物品及药品，如吸引器、鼻内镜及光源、止血油纱条、膨胀止血材料、止血药、升压药、血等。

4.饮食护理

暂禁食或进流质、半流质饮食。

5.患者准备

协助患者做好术前相关检查工作，如影像学检查，心电图检查，X 线胸片，血液、尿、粪便检查等；按医嘱使用术前药物、止血药物及麻醉前用药。

（三）术后护理

（1）卧床休息。患者术后清醒后可改为半卧位，减轻头面部充血、局部肿胀，促进引流，改善呼吸，降低颅内压，减少出血，利于分泌物引流。

（2）嘱患者将口腔内分泌物轻轻吐出，切勿咽下，以便观察出血情况，同时避免血液咽下引起的胃部刺激不适，必要时遵医嘱给予止血药物治疗及手术止血处理。

（3）告知患者术后尽量减少打喷嚏，不要用力擤鼻，以免填塞物脱落，引起出血。预防打喷嚏的三种方法：用舌尖抵住上腭、做深呼吸、指压人中。

（4）手术后因鼻腔内有填塞物，可由口呼吸，口唇易干燥，可给予湿纱布覆盖口唇或用液状石蜡、唇膏涂抹嘴唇，嘱患者多喝水。

（5）手术后，因鼻腔填塞，部分患者可能出现头痛、溢泪等不适症状，告知患者一般在术后24～48 h医师会将填塞物取出，填塞物取出后症状可消失，如有疼痛严重者，可按医嘱给予适量镇痛药。

（6）做好饮食指导，鼓励进食清淡、易消化、高蛋白质饮食及冷流质或冷半流质饮食。

（7）了解患者不适症状并给予解释，缓解患者紧张、焦虑情绪。

（四）病情观察

（1）应密切监测血压、脉搏等生命体征变化，观察有无再出血情况。如患者出现面色苍白、出冷汗、胸闷、脉速、血压下降等症状，提示可能有失血性休克；如体温升高，可能有感染。此时应立即报告医师，并协助处理。应注意休克时出血常自止，易误诊为已愈；高血压患者如血压降至正常，提示为严重失血。

（2）严密观察血压、脉搏、呼吸、神志及出血情况，评估出血量。

（五）健康指导

（1）鼻出血时，嘱患者勿将血液咽下，以免刺激胃黏膜引起恶心、呕吐。

（2）鼻腔填塞后，嘱患者卧床休息，可摄入香蕉，多饮水，以防大便干结。

（3）抽出鼻腔填塞物后，2 h内宜卧床休息，嘱患者仍需注意饮食、休息，不宜过度活动，以防再次出血。

（4）鼻腔填塞物抽出后，指导患者正确使用滴鼻剂。0.5 % 盐酸麻黄碱滴鼻液可收缩鼻腔黏膜，保持鼻腔通气良好，每天2～3次，每次1～2滴，应注意连续使用不宜超过7 d。油类滴鼻液可润滑鼻腔黏膜，避免干燥。

（5）出院后6周内，避免用力擤鼻、重体力劳动或剧烈运动。

（6）日常生活应有规律，合理饮食，高血压患者应遵医嘱规律服药，保持良好心态，避免情绪激动。

（7）教会患者或家属简易止血法。若院外再次出血，应保持镇静，可先自行采取简易止血法处理，再到医院就诊。

（8）培养良好的个人卫生习惯，不用手或硬物掏鼻腔，切忌用力捏鼻，保持口腔清洁，坚持每餐后温水漱口。

第四章 耳部疾病诊疗与护理

第一节 分泌性中耳炎

分泌性中耳炎，俗称非化脓性中耳炎或渗出性中耳炎，是以耳内闷胀堵塞感、鼓室积液及传导性听力下降为主要特征的中耳非化脓性炎性炎症。本病以往同义词较多，如卡他性中耳炎、浆液性中耳炎、黏液性中耳炎等，容易造成混淆，现国内外都已经将其统一于中耳炎条目之下，再区分为化脓性中耳炎和分泌性中耳炎，并各自区分为急性与慢性二型。其可见于任何年龄，但发病率以小儿为高，是引起小儿听力下降的重要原因之一。本病相当于中医的"耳胀耳闭"。

一、病因病理

（一）病因

本病的真正病因尚未完全明了。一般认为，咽鼓管功能障碍是引起分泌性中耳炎的关键因素。

1. 咽鼓管功能障碍

（1）咽鼓管阻塞：可分为机械性阻塞与非机械性阻塞两类。传统认为，咽鼓管咽口的机械性阻塞是本病主因，如腺样体肥大、鼻咽部肿瘤或填塞物的直接压迫，化脓性鼻窦炎、肥厚性鼻炎、鼻咽炎、头颈部放疗等所引起的咽鼓管黏膜肿胀导致咽鼓管通气不良等。非机械性阻塞因素包括：咽鼓管开闭功能失调、咽鼓管发育不全等所致的咽鼓管功能失调，以及与小儿咽鼓管生理结构特点相关的因素，这些因素更容易形成中耳负压，导致咽鼓管软骨下塌，管腔更为狭窄；细菌蛋白酶破坏导致咽鼓管腔黏膜表面活性物质缺乏，表面张力下降，也影响管腔的正常开放。

（2）咽鼓管清洁和防御功能障碍：咽鼓管表面黏膜为假复层纤毛柱状上皮，与其上方的黏液毯共同组成"黏液纤毛输送系统"，借此不断向鼻咽部排除进入管内的病原体及中耳分泌物。细菌外毒素的作用、先天性纤毛运动不良综合征或以往的中耳炎症均可影响该系统功能，造成咽鼓管开放障碍。

2. 感染

不少研究证实，中耳低毒性细菌或病毒感染，诱导产生炎症介质（如前列腺素、白细胞三烯、组胺、5-羟色胺、溶酶体等），尤其是病原菌的内毒素，对中耳局部黏膜具有致炎作用，造成中耳积液。但感染因素并不能完全解释本病的临床病理过程，单纯抗感染治疗也难以有效终止其病理进程。

3. 免疫病理反应

中耳黏膜具有独立的免疫防御机能。中耳积液中细菌检出率较高，存在炎性介质，并能检测到细菌的特异性抗体、免疫复合物及补体等，提示慢性分泌性中耳炎可能是一种由抗体介导的免疫复合物疾病。

4. 其他因素

其他因素还有神经源性炎症机制学说、胃食管反流学说等。

（二）病理

病变早期，中耳黏膜水肿，毛细血管通透性增加，继之黏膜增厚，上皮化生，鼓室前部低矮的假复层纤毛柱状上皮化生为增厚的分泌性上皮，鼓室后部的单层扁平上皮化生为假复层柱状上皮，杯状细胞增多，上皮下有病理性腺体样组织形成，固有层出现圆形细胞浸润。到恢复中期，腺体退化，分泌物减少，黏膜逐渐恢复正常。如病变未得到控制，晚期可出现中耳积液机化，或形成包裹性积液，伴有肉芽组织生长，进而发展为粘连性中耳炎，亦可后遗胆固醇肉芽肿、鼓室硬化甚至表皮样瘤等。

中耳积液为漏出液、渗出液、分泌液的混合物，可以分别表现为浆液性、黏液性及浆-黏液性，后期转变为胶冻状。

（三）病机

禀赋相关的病理体质可能为重要的内在发病基础。

1. 风邪外袭，痞塞耳窍

风邪外犯，首先犯肺，肺失宣降，鼻塞不利，耳闭不通，水湿停聚不化，积于鼓室，痞塞耳窍。

2. 气滞湿困，阻隔耳窍

七情所伤，肝气郁结，气机不利，血脉不畅，津液输布障碍，变生痰湿，积于鼓室。若肝郁日久化热，或外感邪热内传，则肝经火盛，湿热搏结于耳，阻隔耳窍。

3. 脾虚痰湿，壅阻耳窍

久病伤脾，或先天禀赋不足，脾虚不能运化水湿，且土不生金，肺气也虚，肺失宣发，治节不利，水道与脉络不畅，水湿泛滥，积于鼓室，壅阻耳窍。

4. 痰瘀互结，滞留耳窍

久病入络，气机不利，血瘀痰凝，互结于鼓室，加重耳闭不通。

二、临床表现

（一）症状

1. 耳痛

本病在起病时可有耳痛。小儿常在夜间发作并哭闹不休，成人大多耳痛不明显。慢性者无明显耳痛。

2.耳内有闷胀堵塞感

耳内似有棉花堵塞之状，甚至耳内胀痛不适。

3.听力减退

听力减退可伴自听增强。鼓室积液较稀时，听力可随头位而变化，如头前倾或偏向健侧，或仰卧后，因积液离开蜗窗，有利于声音传导，其听力可暂时改善。小儿患者多无此主诉而易被忽视。

4.耳鸣

耳鸣可呈持续性或间歇性，有如机器轰鸣声、吹风声，或"噼啪"声。有时打哈欠、擤鼻时可出现耳内气过水声，或运动、摇头时耳内可有水流动感。

（二）体征

急性期鼓膜可有放射状充血，鼓膜内陷，继而鼓室积液，鼓膜呈淡黄、橙红或琥珀色。有时可见到随头位而改变的液平面。鼓室积液较多时，鼓膜则向外隆凸，鼓膜活动受限。病久者可见鼓膜增厚，混浊明显，或出现钙化斑块，有的表现为鼓膜萎缩菲薄，内陷明显，甚至与鼓室内侧壁粘连。鼻咽检查有时可见鼻咽黏膜炎症表现。

三、实验室及其他检查

（一）听力学检查

音叉试验或纯音听阈测试为传导性聋，但少数病例因鼓室积液质量影响传音结构及蜗窗膜阻抗，可表现为骨导听力下降，造成混合性聋甚至感音神经性聋的假象。抽液后，骨导听力应随即恢复，否则提示有内耳损害。

（二）声导抗测试

声导抗测试是诊断本病的重要客观检查方法。其中：平坦型（B型）鼓室导抗图为鼓室积液的特征性表现；负压型（C型）鼓室导抗图则提示鼓室呈负压，咽鼓管功能不良。有时，对高负压型鼓室导抗图患者行鼓膜穿刺，也可抽出积液。若患者鼓室导抗图由 B型变为 C型甚至 As 型，提示病情呈好转趋势。

（三）诊断性鼓膜穿刺

诊断性鼓膜穿刺可明确有无鼓室积液及积液的性质，同时也起治疗作用。

（四）颞骨 CT

CT 检查可显示鼓室内有低密度影，部分或全部乳突气房内积液，有些气房内可见液气平面。

四、诊断与鉴别诊断

（一）诊断要点

根据病史和临床表现，结合听力学检查，本病的诊断一般不难。必要时行颞骨CT，或无菌操作下行鼓膜穿刺术。

（二）鉴别诊断

1. 鼻咽癌

对成年非化脓性中耳炎急性期患者，尤其是单耳发病时，应注意排除鼻咽肿瘤的可能性，如鼻咽癌，可通过鼻咽镜检查，血清 EB 病毒相关抗体 IgA/VCA、IgA/EA 检测，影像学检查，病理活检而确诊。

2. 化脓性中耳炎

急性化脓性中耳炎鼓膜未穿孔前，有耳胀堵、耳痛感，但耳痛较剧且逐渐加重。一旦鼓膜溃穿脓出，则耳痛顿减甚至消失，鼓膜有典型病理表现。

3. 腺样体肥大

儿童患者应注意腺样体肥大问题，应行鼻咽检查以确诊。这类患儿中耳病变多为双侧性，需要针对腺样体肥大本身进行特殊治疗。

五、治疗

本病应采取综合治疗，清除中耳积液，控制炎症，改善咽鼓管通气引流功能，并积极治疗相关病灶性疾病。辨证论治对控制复发，尤其是改善慢性病变有独到之处。

（一）非手术疗法

1. 局部药物治疗

鼻腔应用黏膜血管收缩剂，在急性期应用，可以改善咽鼓管通气功能，常用药物如盐酸赛洛唑啉滴鼻液、盐酸麻黄碱滴鼻液等。耳痛明显者，可用酚甘油滴耳，或口服解热镇痛剂减轻耳痛。

2. 改善咽鼓管通气引流功能

（1）咽鼓管吹张：可行捏鼻鼓气吹张法或导管吹张法，小儿用波氏球吹张法。

（2）黏液促排剂：可促进纤毛运动，稀化黏液，利于分泌物经咽鼓管排出。

（3）鼓膜按摩：示指尖插入外耳道口，轻轻摇动数次后突然拔出，重复动作 10 次以上；或两手掌心稍用力加压于外耳道口，然后突然松开，反复 20 次。

3. 控制炎症

急性期患者耳痛明显时，可以考虑短时期应用敏感抗菌药物，或加用糖皮质激素，如地塞米松、醋酸泼尼松等。

4. 抗变态反应药物的应用

应用抗变态反应药物时，可选用抗组胺药如西替利嗪、氯雷他定、地氯雷他定等，以抑制变态反应炎性介质的病理效应。

（二）手术疗法

1. 鼓膜穿刺抽液

急性期鼓室积液明显者，可行鼓膜穿刺抽液，有利于迅速改善听力，缩短疗程。

2. 鼓膜切开置管术

病情迁延、久治不愈或反复发作者，可行鼓膜切开置管术。鼓膜切开后，将积液充分吸尽，再在切口处放置通气管改善通气。

（三）病因治疗

积极治疗鼻咽、鼻窦疾病，如鼻窦炎、变应性鼻炎、腺样体肥大、鼻息肉、鼻中隔偏曲等疾病。

（四）辨证论治

1. 风邪外袭闭耳证

证候：常于伤风感冒后出现耳内胀闷堵塞感，甚至耳胀微痛；耳鸣多为间歇性，按压耳屏则缓解。听力下降，鼓膜略淡红或内陷，鼓室积液初起，多为浆液性。可伴鼻塞流涕、头痛发热等外感症状。舌淡红，苔白或薄黄，脉浮。

治法：疏风宣肺，祛湿通窍。

方药：杏苏饮加减。耳堵塞感重者，加柴胡、石菖蒲；鼻塞流涕者，加苍耳子散；热重者，加金银花、连翘、蒲公英；偏风寒者，加麻黄、桂枝、细辛。

2. 气滞湿困阻耳证

证候：起病急骤，耳胀堵感重，耳鸣多呈气过水声，听力下降明显。鼓膜多为橙红或琥珀色，鼓室积液迅速，多为浆液性。可伴情志不畅，或烦躁易怒、胸胁胀闷、口苦。舌暗红，脉弦。

治法：理气行滞，化湿通窍。

方药：四逆散合排气饮加减。耳堵塞感重者，选加石菖蒲、藿香；鼓室积液多者，加桑白皮、车前子；见肝胆湿热者，改用龙胆泻肝汤加减。

3. 脾虚痰湿壅耳证

证候：起病日久，或反复发作，耳鸣持续，耳闭塞感加重，听力下降明显。鼓膜混浊内陷，鼓室积液可多可少，多为黏液性。可伴胸闷纳呆、肢倦乏力、面色不华、素易感冒，或常鼻塞、打喷嚏、流清涕。舌淡胖，苔白腻，脉滑缓。

治法：健脾益气，利湿通窍。

方药：参苓白术散加减。耳闭塞感重者，加石菖蒲、藿香、丝瓜络；鼓室积液较多者，加四苓散；常鼻塞、打喷嚏、流清涕者，苍耳子散合玉屏风散加减。

4.痰瘀互结滞耳证

证候：耳内闭塞感明显，持续性耳鸣，经年不愈。听力减退较重，鼓膜增厚或菲薄，混浊内陷明显，鼓室积液如胶。舌黯或有瘀点，苔白腻，脉滑或涩。

治法：化痰祛瘀，行气通窍。

方药：通气散（《奇效良方》）加减。耳闭失聪重者，加路路通、桃仁、红花；兼脾气虚者，加黄芪、白术、茯苓；兼肝郁气滞者，加柴胡、郁金、枳壳。

六、主要护理问题

（一）感知改变

听力下降与中耳积液有关。

（二）舒适改变

舒适改变与鼓室积液引起耳鸣、耳痛、耳闷塞感有关。

（三）知识缺乏

患者缺乏分泌性中耳炎的预防及手术后的自我护理知识。

七、护理措施

（一）心理护理

医师向患者及家属解释本病的病因及治疗措施，以使其积极配合治疗。

（二）用药护理

遵医嘱给予全身抗感染治疗，选用合适的抗生素控制感染，稀化黏素类药物有利于纤毛的排泄功能，糖皮质激素类药物可减少炎性渗出，注意观察上述药物的疗效和不良反应。

（三）手术护理

1.术前护理

（1）按耳部手术护理常规进行术前准备，完善各项检查。

（2）教会患者正确的滴鼻和擤鼻方法，保持鼻腔及咽鼓管通畅。

（3）术前1 d根据需要剔除患者耳部周围5～7 cm头发。

（4）局部麻醉者手术日晨进少量饮食，全身麻醉者术前禁饮食。

（5）术前病房护士与手术室护士核对患者信息、药物等，将其送入手术室。

2. 术后护理

（1）按全身麻醉或局部麻醉护理进行常规护理。

（2）限制患者头部活动，不要过度活动和摇晃。

（四）病情观察

（1）观察患者外耳道有无血性液体流出及液体颜色、量，如有活动性出血应立即报告医师。

（2）注意观察患者有无面瘫、头晕、恶心等并发症；术后预防感冒，防止术耳进水，以免引起中耳感染。

（五）健康指导

（1）指导患者正确滴鼻、擤鼻，鼓膜置管未脱落者禁止游泳。

（2）生活应有规律，注意劳逸结合，忌烟、酒、辛辣刺激性食物。

（3）加强锻炼，增强机体抵抗力，防止感冒。

（4）本病儿童易被忽视，家长及老师应提高对本病的认识。10岁以下儿童应定期进行筛选性声导抗检测。

（5）积极治疗鼻、咽部疾病，成人诊断慢性分泌性中耳炎应注意排除鼻咽癌，尽早行鼻咽镜检查和鼻咽部活检。

第二节　急性化脓性中耳炎

急性化脓性中耳炎是化脓性细菌感染导致的中耳黏膜及骨膜的急性化脓性炎症。病变范围主要在鼓室，并可延及鼓窦和乳突气房。好发于婴幼儿及学龄前儿童。冬春季节多见，常继发于上呼吸道感染。本病相当于中医的"急脓耳"，属于中医文献"聤耳""风耳""耳漏""耳疳""耳风毒"等范畴。

一、病因病理

（一）病因

本病的主要致病菌有肺炎链球菌、流感嗜血杆菌、乙型溶血性链球菌、葡萄球菌及铜绿假单胞菌等。病原菌侵袭中耳的途径有三种：一是咽鼓管途径，临床上最常见，如患急性上呼吸道感染性疾病（急性鼻炎、急性鼻窦炎、急性鼻咽炎、急性扁桃体炎等）、急性传染病（如猩红热、麻疹、白喉、流感等）时，细菌经咽鼓管侵入鼓室，或在游泳、跳水时，不慎污水经鼻入耳，以及哺乳、擤鼻不当，使乳汁、鼻涕经咽鼓管流入鼓室等，均可引发本病；二是鼓膜途径，如鼓膜外伤、鼓膜穿刺、鼓膜置管时继发的中耳感染，或致病菌经陈旧性鼓膜穿孔直接入侵中耳；三是血行感染，现代已极少见。

（二）病理

本病病理可分为三期。

1. 感染期（早期）

中耳黏膜充血水肿及咽鼓管咽口闭塞，鼓室内氧气吸收变为负压，致血浆、纤维蛋白、红细胞及多形核白细胞渗出，中耳黏膜肿胀，鼓室渗出物积聚。

2. 化脓期

炎性渗出物聚集，逐渐变为脓性。鼓室内压力随积脓增加而不断升高，鼓膜的毛细血管受压而贫血，且因血栓性静脉炎，终致局部坏死溃破，鼓膜穿孔，脓液外溢。

3. 恢复期或融合期（并发症期）

若患者免疫功能正常，治疗合理，脓液引流通畅，炎症消退，黏膜恢复正常，穿孔可以自行愈合。否则，可迁延不愈而转为慢性化脓性中耳炎，或合并急性乳突炎等。

（三）病机

（1）外感风热，或风寒郁而化热，袭表犯肺，肺失清肃，致上焦风热壅盛，与气血搏结于耳窍而为本病。

（2）风热表邪失治，内传肝胆，或素有肝胆火热内盛，循经上蒸，致湿热之邪壅阻耳脉，燔灼气血，腐肉成脓，形成本病。

二、临床表现

（一）症状

本病初期可表现为耳闷胀感，随即出现明显的耳部疼痛，继之发展为严重的耳深部刺痛或跳痛，可放射至同侧头部或牙列，吞咽或咳嗽时耳痛加重。常伴不同程度的体温升高、全身不适、食欲减退等全身症状。患儿可因耳痛而表现为抓耳、哭闹、不睡觉等，或伴高热惊厥、呕吐、腹泻等消化道症状。有耳鸣及听力下降，但常被耳痛症状掩盖。一旦鼓膜穿破流脓，耳痛顿减，全身症状迅速缓解。

（二）体征

早期鼓膜多呈弥漫性充血、肿胀、膨出、标志不清。鼓膜穿孔流脓后，若为紧张部小穿孔，可见分泌物呈搏动性溢出征（灯塔征）；若为鼓膜大穿孔，则脓液引流一般较为通畅。急性期可出现鼓窦区皮肤红肿及压痛，即急性中耳炎的乳突反应。

三、实验室及其他检查

（一）纯音听力检查

纯音听力检查呈传导性聋，部分患者可呈混合性聋。

（二）血常规检查

血常规检查可见白细胞总数增加，中性粒细胞比例升高。鼓膜穿孔后，血常规各项指标逐渐恢复正常。

（三）X 射线检查

X 射线检查可见乳突部呈云雾状模糊，但无骨质破坏。

四、诊断与鉴别诊断

（一）诊断要点

耳深部疼痛，鼓膜穿孔后耳痛顿减；鼓膜穿孔后耳内有分泌物流出，始为血水样，后渐变为黏脓或纯脓性；局部检查早期见鼓膜充血，中期见鼓膜穿孔，有脓液溢出或灯塔征；听力检查呈传导性聋；感染型血象。

（二）鉴别诊断

1. 急性外耳道炎及疖

多有挖耳史，耳痛较剧，压耳屏及牵拉耳郭时疼痛加重；外耳道皮肤局限性或弥漫性红肿，分泌物少而呈脓性，无黏液；拭净外耳道分泌物后，见鼓膜完整，听力基本正常。

2. 大疱性鼓膜炎

耳痛较剧，外耳道深部皮肤或鼓膜有血疱，破溃后疼痛减轻，可流出少量血浆或血性分泌物，听力下降不明显。

五、治疗

规范应用抗生素及辨证论治以控制感染，促进疾病恢复；加强局部处理，保证引流通畅，避免并发症的发生；根除病因，以免复发。

（一）一般治疗

适当休息，注意饮食，保持大便通畅，加强支持疗法。

（二）抗生素的应用

早期予以足量抗生素，一般选用青霉素类、头孢菌素类或大环内酯类等药物，疗程要够长。

（三）辨证论治

1. 风热犯耳证

证候：疾病初起，卒感耳痛，痛连及头，耳内闷堵不适，听力减退。鼓膜充血显著，标志不清。伴周身不适、发热、微恶风寒等。舌质红，苔薄黄，脉浮数。

治法：疏风清热，解毒消肿。

方药：蔓荆子散合五味消毒饮加减。高热者，加生石膏；口苦咽干甚者，加黄芩、夏枯草等。

2. 湿热羁耳证

证候：耳内剧痛，听力减退，耳鸣，或耳内流脓，黄稠量多，脓出症减。鼓膜红肿外凸，或有紧张部穿孔，但引流不畅。伴发热头痛、口苦咽干、便秘尿赤等。舌红，苔黄腻，脉弦数。

治法：清肝泻热，解毒排脓。

方药：龙胆泻肝汤加减。耳内痛甚者，酌加赤芍、牡丹皮、乳香、没药、皂角刺等；流脓黄稠量多者，加蒲公英、车前子等。

（四）局部治疗

鼓膜穿孔前，应用 0.5 % ～ 1 % 麻黄素溶液滴鼻，或盐酸赛洛唑啉鼻喷剂喷鼻，以保持鼻腔通气和咽鼓管引流通畅。可以 2 % 石炭酸甘油滴耳减轻耳痛；鼓膜一旦穿孔，即应停用此药。鼓膜穿孔后，及时应用 3 % 过氧化氢清洗外耳道脓液，然后滴用无耳毒性之抗生素滴耳剂，或以黄连滴耳液、鱼腥草注射液、银黄注射液等滴耳。若急性期耳痛剧烈，全身及局部症状显著，鼓膜红肿外突明显但久不穿孔，或虽穿孔，但穿孔小而引流不畅，或疑有并发症可能者，宜行鼓膜切开引流术。

此外，应积极治疗鼻及咽部急、慢性感染性病灶。

六、主要护理问题

（1）舒适受损：与炎症刺激、耳痛有关。

（2）体温过高：与炎症引起全身反应有关。

（3）潜在并发症：急性乳突炎、耳源性脑脓肿等。

（4）知识缺乏：患者缺乏急性化脓性中耳炎的治疗和防护知识。

七、护理措施

（一）常规护理

1. 一般护理

（1）减少患者的活动量，注意休息，多饮水。

（2）给予患者易消化、富营养的清淡饮食。

（3）患者保持大便畅通。

2. 对症护理

（1）持续高热者，遵医嘱给予物理降温或药物降温。

（2）耳痛特别严重者，遵医嘱给予镇痛药。

3. 心理护理

多向患者及家属做好解释工作，消除患者的焦虑不安情绪，使患者积极配合治疗。

（二）治疗配合

（1）遵医嘱给予广谱、敏感的抗生素，以静脉滴注为主。早期可加用少量糖皮质激素，尽快控制炎症。症状消退后仍需继续用药 3 ～ 5 d，力求治愈。

（2）鼓膜穿孔前，遵医嘱用 2 % 酚甘油滴耳，消炎镇痛。

（3）鼓膜穿孔后，每天用 3 % 过氧化氢溶液清洁外耳道 2 ～ 3 次，清除积脓后，拭干，再用 0.3 % 氧氟沙星滴耳液滴耳。

（4）遵医嘱用 0.5 % 或 1 % 的盐酸麻黄碱滴鼻液滴鼻，疏通咽鼓管，加快中耳分泌物的引流。

（5）炎症完全消退后，穿孔大多可以自行愈合。流脓已停止而鼓膜穿孔长期不愈合者，可行鼓室成形术。

（三）病情观察

应注意使用抗生素后的效果及可能出现的不良反应，观察患者体温变化和耳流脓是否逐渐减少、消失，同时还要观察耳道分泌物的颜色、性质、量及气味。若高热不退，耳郭后上方乳突部红肿压痛，可能继发急性乳突炎，需及时通知医师。长时间抗生素滴耳液滴耳，应注意有无合并真菌感染。

（四）健康指导

（1）告知患者正确的擤鼻方法，指导母亲采取正确的哺乳姿势。

（2）及时清理患者外耳道脓液，指导患者正确的滴耳药方法。嘱患者坚持治疗，定期随访。

（3）有鼓膜穿孔或鼓室置管者避免游泳等可能导致鼓室进水的活动，禁滴酚甘油。

（4）加强体育锻炼，增强抗病能力，做好各种传染病的预防接种工作。患上呼吸道感染疾病时应积极治疗。

第三节　慢性化脓性中耳炎

慢性化脓性中耳炎是中耳黏膜、骨膜，或深达骨质的慢性化脓性炎症，鼓室与乳突气房常同时存在此类慢性炎症。一般认为，急性化脓性中耳炎 6 ～ 8 周未愈，即提示病变已转变为慢性化脓性中耳炎。

本病以长期持续或间歇性流脓、鼓膜穿孔及听力下降为主要特点，可引起多种颅内、外并发症，甚至危及生命。慢性化脓性中耳炎为耳科常见疾病，以往分为单纯型和骨疡型，现分为活动期和静止期。骨疡型可与中耳表皮样瘤合并存在，因而也曾称为复杂型。

本病相当于中医的"慢脓耳"，属于中医文献的"脓耳""底耳""聤耳""缠耳""耳疳""震耳"等范畴。

一、病因病理

（一）病因

本病常由急性化脓性中耳炎未得适当及彻底治疗，迁延不愈所致，每于上呼吸道感染或污水进入耳内而复发或加重。此外，患者抵抗力低下，特别是儿童期急性传染病所并发的急性化脓性中耳炎，因病变重，可造成骨质或听小骨坏死，容易转为慢性化脓性中耳炎。鼻及咽部感染病灶、全身性慢性疾病等，如慢性鼻窦炎、慢性扁桃体炎、腺样体肥大、贫血及肺结核等，常为本病的重要诱因。致病菌以革兰氏阴性菌如变形杆菌、铜绿假单胞菌、大肠杆菌等多见。近年来，金黄色葡萄球菌培养阳性率极高，也可见两种以上细菌的混合感染；厌氧菌感染、厌氧菌与需氧菌混合感染、真菌感染等亦时有报道。

（二）病理

不同类型慢性化脓性中耳炎的病理变化各有不同。单纯型病变主要位于鼓室，中耳黏膜充血、增厚，有圆形细胞浸润，杯状细胞及腺体分泌活跃。骨疡型者，组织破坏较广泛，病变深达骨质，听小骨、鼓沟、鼓窦及乳突骨质可发生慢性骨疡；黏膜上皮破坏后，局部有肉芽或息肉生长。

（三）病机

（1）本病主要因急性脓耳失治，湿热之邪稽留中焦，上犯蕴积于耳窍，蒸腐肌膜而为病。

（2）平素脾气虚弱，健运失职，湿浊内生，与滞留之邪毒互结，蚀损耳窍肌骨，导致本病。

（3）先天不足，或后天肾精亏耗，致肾元虚损，耳窍失养，邪毒乘虚侵袭或滞留，腐蚀耳窍肌骨而为病。

二、临床表现

（一）单纯型

1. 症状
耳内间歇性流脓，量多少不等。上呼吸道感染时发作，或流脓增多。脓液性质为黏液脓，一般不臭。静止期流脓停止。

2. 体征
本病体征一般为鼓膜紧张部中央性穿孔，大小不一。鼓室黏膜微红或苍白，鼓室内有分泌物，而静止期鼓室内干燥。

（二）骨疡型

1. 症状

耳内长期持续流脓，脓液黏稠，可为血性，常有臭味。

2. 体征

鼓膜紧张部大穿孔或边缘性穿孔，鼓室内可见息肉或肉芽。

三、实验室及其他检查

（一）听力学检查

单纯型者听力下降程度不重，呈传导性聋；骨疡型者可有较重传导性聋；胆脂瘤型者可存在较重的传导性聋或混合性聋，但有时可因中断的听骨链被中耳内表皮样瘤连接，而不表现听力明显下降。

（二）影像学检查

乳突 X 线片及颞骨 CT 扫描显示：单纯型者为硬化型乳突，无骨质破坏；骨疡型者可有边缘模糊不清的透光区，上鼓室、鼓窦及乳突内有软组织阴影，或有轻度骨质破坏。

四、诊断与鉴别诊断

（一）诊断要点

根据耳内长期持续或间歇性流脓、鼓膜穿孔及不同程度的听力下降，诊断慢性化脓性中耳炎并不困难。但还应结合颞骨 CT 检查及乳突 X 线片的结果，对病变类型做出明确诊断。如果慢性化脓性中耳炎患者出现明显的发热、头痛、眩晕或面瘫，多提示有并发症。

（二）鉴别诊断

1. 结核性中耳乳突炎

耳内流脓清稀，听力下降明显。早期即可发生面瘫。鼓膜穿孔可为多发性，鼓室有苍白肉芽，肺部或其他部位可有结核灶。肉芽病检可确诊。

2. 中耳癌

中耳癌好发于中年以上患者，耳内流脓常为脓血性。鼓室内有新生物，触之易出血。颞骨 CT 或乳突 X 线片显示骨质破坏。活检可以确诊。

五、治疗

积极控制感染，保证通畅引流，清除病灶，预防并发症的发生，并尽量恢复或提高听觉功能。以扶正祛邪为主的辨证论治，对控制慢性感染和预防并发症有一定疗效。

（一）病因治疗

积极治疗急性化脓性中耳炎和扁桃体炎、鼻窦炎等上呼吸道病灶性疾病。

（二）局部治疗

应重视局部用药。先用 3％ 过氧化氢彻底清洗外耳道，仔细除去鼓室内脓性分泌物或痂皮后，再滴用抗生素溶液或抗生素与糖皮质激素的混合液，并根据鼓室病变的不同，选用乙醇或甘油等不同制剂，忌用腐蚀剂。需用抗生素滴耳液时应依据细菌培养及药敏试验结果选择，忌用有耳毒性药物的抗生素滴耳液。也可选用清热解毒的黄连滴耳液等滴耳。一般不主张耳内吹用药粉。但鼓膜穿孔大且脓液少者，也可用红棉散或胆矾散小心吹入耳中，每日 1～2 次。注意吹入的药粉宜少不宜多，以薄薄吹撒一层为宜，且应于每次吹药前将前次吹入的药粉彻底清洗干净。治疗过程中应密切观察病情变化情况。

（三）手术治疗

仔细去除中耳息肉或肉芽。对于引流不畅的骨疡型及保守治疗无效的单纯型中耳炎，可根据中耳病变情况及听功能损害程度，分别选择实施以上鼓室开放术、上鼓室鼓窦开放术、乳突改良根治术、乳突根治术等以清除病灶，通畅引流，预防并发症。鼓室炎症消退，遗留鼓膜穿孔或并发听骨链中断者，可行鼓室成形术以重建中耳传音结构，提高听力。

（四）辨证论治

1. 湿热蕴耳证

证候：耳内间歇性或持续流脓，色黄质稠，脓无臭或有臭，量多少不定，听力下降。鼓膜潮红或暗红，紧张部穿孔。头昏头重，口黏腻。舌质红，苔黄腻，脉濡数。

治法：清热除湿，解毒排脓。

方药：萆薢胜湿汤加减。苔黄脓多，加蒲公英、夏枯草；口苦甚者，加黄连等。

2. 湿困耳窍证

证候：耳内流脓白黏，甚或牵拉成丝，或耳脓清稀如水，无味，时多时少，听力减退。鼓膜紧张部穿孔，鼓室黏膜色白而微肿，或可见肉芽或息肉。头晕头重，倦怠乏力。舌淡胖，苔白或白腻，脉缓弱。

治法：健脾益气，化湿托脓。

方药：托里消毒散加减。脓多色白者，加苍术、白术；脓多色黄者，加黄连、车前子；有肉芽、息肉者，加僵蚕、浙贝母等。

3. 虚火炎耳证

证候：耳内流脓，量不多，流脓不畅，有恶臭，耳脓秽浊或有豆腐渣样物，听力减退明显。鼓膜边缘部或松弛部穿孔，有灰白色或豆渣样物堆积。头晕，神疲，腰膝酸软。舌淡红，苔薄白或少苔，脉细弱。

治法：培补肾元，祛腐化湿。

方药：肾阴虚者，用知柏地黄汤加减；肾阳虚者，用肾气丸加减。均可选加皂角刺、桃仁、红花、赤芍、乳香、没药、金银花、白芷、桔梗等。

（五）单方验方应用

（1）耳疳散：出蛾蚕茧 10 个，冰片 0.15 g。先将蚕茧放在火上烧存性为末，加入冰片混合，研细面外用，每日 1 次。

（2）蝎矾散：全蝎 6 g，白矾 60 g，冰片 3 g。白矾煅制为细面，全蝎焙干研粉，同冰片三味混合，研细面备用。吹耳，每日 1 次。

这些药物的注意事项详见本节"局部治疗"。

六、主要护理问题

（一）感觉紊乱

听力下降与鼓膜穿孔、听小骨被破坏有关。

（二）舒适的改变

耳流脓、疼痛与中耳慢性炎症、耳源性并发症有关。

（三）焦虑

焦虑与担心慢性炎症久治不愈和手术治疗效果有关。

（四）知识缺乏

患者缺乏慢性化脓性中耳炎的防治知识，对其危害性认识不足。

（五）潜在并发症

颅内、外并发症，如乙状窦血栓性静脉炎、硬膜外脓肿、脑膜炎、脑脓肿；耳后骨膜下脓肿、颈深部脓肿、迷路炎、耳源性面瘫与炎症扩散有关。

七、护理措施

（一）常规护理

1. 心理护理

耐心向患者讲解慢性化脓性中耳炎的知识，介绍治疗方案，消除其思想负担，并使其认识到本病潜在的危害性，积极配合治疗。

2. 治疗护理

指导并协助患者正确清洁外耳道及滴耳药，保持局部清洁，尽早控制感染。

3. 用药护理

取外耳道脓液送细菌培养或做药敏试验，有助于医师正确选用抗生素。遵医嘱给予敏感抗生素口服，洁耳后局部滴抗生素滴耳液或 2％硼酸乙醇滴耳液。

（二）手术护理

单纯型流脓停止 1 个月后，可行鼓膜修补术。骨疡型保守治疗无效、引流不畅或疑有并发症者须行乳突根治手术。表皮样瘤型一经确诊，应尽早行乳突根治术。应配合医师做好手术前后的护理。耳部手术常见的有鼓膜修补术、鼓室成形术、乳突根治术、外耳整形术等。

1. 术前护理

（1）耐心解释手术的目的及意义，说明术中可能出现的情况、如何配合、术后的注意事项，使患者有充分的思想准备，减轻焦虑。过度紧张者，术前晚遵医嘱给予镇静剂。

（2）遵医嘱术前完善各项检查。

（3）剃除术耳周围 5 cm 范围的头发。耳内切口，则剃除耳郭前上缘 1 cm 的头发。女性患者应将余发结成小辫向上翻。耳源性颅内感染手术者，应剃成光头。

（4）术侧耳郭及周围皮肤用温水、肥皂洗净，75％酒精棉球擦拭 2 遍，再以无菌纱布包扎。用 0.1％硫柳汞酊冲洗外耳道。需植皮或神经移植者，应将供区皮肤在清洁消毒后用纱布或绷带包扎。

（5）术晨测量并记录体温、脉搏、呼吸、血压，遵医嘱给予术前用药。

2. 术后护理

（1）嘱患者卧床休息，患耳朝上或健侧卧位。内耳术后应静卧 7 d 以上，待眩晕消失后方可起床。要照料其日常生活，注意行动安全。

（2）给予富含营养的半流质饮食。恶心、呕吐剧烈者，可给予鼻饲饮食或静脉营养。

（3）术后患者多因恶心、呕吐、眩晕等感到焦虑、恐惧，应耐心解释疏导。

（4）遵医嘱给予各种抗生素及镇静剂，及时清除局部渗出物，随时更换耳外敷料，保持术区清洁干燥。

（5）注意局部渗出情况；注意有无面瘫、眩晕、呕吐和眼震出现；注意观察体温、脉搏、呼吸、血压、瞳孔、意识及肢体运动的情况。如发现异常，应立即通知医师，并协助处理。

（6）告知患者术后 1 周内避免打喷嚏和用力擤鼻，以防鼓膜重新裂开。避免洗澡时污水入耳，以免术后感染。

（7）术后 6～7 d 拆线，2 周内逐渐抽出耳内纱条，拆线后外耳道内应放置挤干的乙醇棉球，保持耳内清洁并吸收耳内渗出液。

（8）教会患者外耳道清洁、捏鼻鼓气法等。嘱患者出院后定期随访，按时清洁外耳道。

（三）病情观察

密切观察疾病的变化，若出现以下情况提示有引起颅内、外并发症的可能，要及时报告医师并协助处理。

（1）急性炎症或慢性炎症急性发作久治不愈，反而加重。

（2）耳道流脓甚多，拭而不净，或流脓突然减少、停止。

（3）耳后、颈部红肿、压痛明显。

（4）面瘫、眩晕。

（5）剧烈头痛、呕吐、弛张热及神志改变等。

（四）健康指导

（1）锻炼身体，提高身体素质，积极预防和治疗上呼吸道感染。

（2）进行卫生宣传教育，尤其是对患耳的卫生保健。出院后，半年内禁游泳，3个月内禁乘飞机，1个月内禁用患侧咀嚼坚硬食物，勿食辛辣、刺激性食物。

（3）定期复诊，病情有变化时及时就诊。

（4）给患者提供安静、舒适的休养环境，减少外界刺激，保证睡眠。

（5）常用耳机收听者，最好不用耳机或收听时间不宜过长。

（6）烟、酒可导致内耳损伤，引发听力障碍，有此习惯者应尽早戒除。

（7）合理饮食，注意营养，避免食辛辣、油炸食物。指导患者进食高蛋白、高热量、富含维生素、易消化的流质或半流质饮食，与患者家属一同制定适合患者的营养饮食方案。

第四节　耵聍栓塞

耵聍栓塞是指耵聍分泌过多，日久聚集成块，阻塞外耳道，妨碍听力的一种常见外耳疾病。本病相当于中医的"耵耳"。

一、病因病理

（一）病因

当外耳道皮肤受到各种刺激，如炎症、经常挖耳等时，外耳道耵聍腺耵聍分泌过多，加上同时存在的某些局部病理因素，如外耳道畸形、狭窄、肿瘤、瘢痕、塌陷，或为油性耵聍，以及老年人肌肉松弛、下颌关节运动无力、挖耳时将耵聍向外耳道深部推进等，可致耵聍排出受阻，成为本症。

（二）病机

肝胆湿热循经浸渍耳窍，搏结耳道津液，形成过多油垢；或风热邪毒外犯耳窍，搏结耳道津液，滞留于耳，堵塞耳道，耳闭失聪。日久热伤阴分，转为干性团块；若遇水膨胀，堵闭更甚。

二、临床表现

（一）症状

外耳道未完全阻塞者多无症状，但可有局部瘙痒感。耵聍完全堵塞外耳道，可致听力下降，并伴耳鸣。若耵聍遇水膨胀，可有耳胀痛不适感，耳闭堵加重。若继发外耳道皮肤感染，则耳痛明显。

（二）体征

外耳道内有棕褐色或黑色团块状耵聍堵塞，质硬如石，或质软如蜡。若继发外耳道皮肤感染，则有外耳道皮肤红肿，耳郭牵拉痛。

三、实验室及其他检查

耳内镜检查见外耳道有棕黑色硬性团块物质，听力检查为传导性听力损失。

四、诊断与鉴别诊断

本病诊断较易。主要应与其他类型传导性聋和外耳道表皮样瘤相鉴别。

五、治疗

清除耵聍，预防感染为本病的基本治疗原则。

（一）直接取除耵聍

可用耵聍钩直接钩取耵聍。若质硬或深达鼓膜不易取出者，可用 5 % 碳酸氢钠溶液滴耳数日，使耵聍软化，然后再用器械取除，或用生理盐水冲洗。

（二）并发外耳道皮肤感染时的治疗

耵聍栓塞继发外耳道皮肤感染时，应局部或全身应用抗生素治疗，也可选疏风清热、解毒利湿的中药内服，以促使感染尽快消除。

六、主要护理问题

（一）感知障碍

感知障碍与听力减退有关。

（二）有感染的危险

感染危险与外耳道进水或皮肤损伤有关。

（三）有继发损伤鼓膜的危险

继发损伤鼓膜的危险与耵聍性质和操作不当有关。

（四）知识缺乏

患者缺乏预防和处理耵聍栓塞的相关知识和技能。

（五）舒适的改变

耳闷、耳痛、眩晕与耵聍遇水膨胀压迫有关。

七、护理措施

（一）常规护理

（1）配合医师取除耵聍时，操作要轻柔，注意保持周围环境安全，避免他人撞击，以免伤及外耳道皮肤及鼓膜。

（2）对于耵聍坚硬难以取出的患者，遵医嘱按时滴耳药，并观察耵聍软化情况。

（二）病情观察

观察患者有无听力下降等症状，合并外耳道感染者，遵医嘱给予抗生素，口服，待感染控制后再取出耵聍。

（三）健康指导

（1）对于耵聍腺分泌过盛或耵聍排出受阻的患者，嘱其定期清除，防止耵聍堆积成团。

（2）减少诱发因素，如建议患者减少摄入脂类食品，改掉经常挖耳的不良习惯，积极治疗外耳道炎，改善生活和工作环境等。

（3）教会患者正确取除耵聍的方法，避免伤及鼓膜。

第五节 耳郭假囊肿

耳郭假囊肿又称"耳郭软骨间积液"，是耳郭囊肿样隆起的一种耳郭疾病。本病亦称耳郭非化脓性软骨膜炎、耳郭浆液性软骨膜炎，相当中医的"耳郭痰包"。

一、病因病理

（一）病因

本病病因不明，可能与耳郭机械性刺激、挤压等有关，由此造成局部微循环障碍，发生组织间的无菌性渗液。

（二）病理

镜下观察，囊肿切面依次包括皮肤、皮下组织、软骨膜及与其紧密相连的软骨层，软骨层的内面覆有一层浆液纤维素，其表面无上皮细胞结构，与真性囊肿的囊壁结构不同，故称假囊肿。从病理组织学看，其实为软骨间积液。

（三）病机

1. 气滞痰凝

肝主疏泄畅达。若肝气郁结，则气机不利，耳郭脉络阻滞，同时肝郁横逆犯脾，脾土不振，痰湿不化，凝聚于耳郭，形成痰包。

2. 气虚痰结

素体脾虚，或久病伤脾，脾气不足，运化失司，痰湿由生，同时气虚无以运血，耳郭血脉不畅，痰湿上滞于耳郭，发为痰包。

二、临床表现

（一）症状

本病短期内速发耳郭局限性无痛性隆起，刺激后可加速其增大。小者无明显不适，大者可有局部胀痛感、痒感或灼热感。

（二）体征

本病常于耳郭舟状窝或三角窝处出现局限性隆起，也可见于耳甲腔。一般不侵及耳郭背面。局部皮肤隆起，肤色稍红，按之有囊状感，无明显压痛。

三、实验室及其他检查

耳郭透光试验阳性，穿刺可抽出淡黄色液体，培养无细菌生长。

四、诊断与鉴别诊断

（一）诊断要点

本病表现为不明原因的耳郭速发性无痛局限性肿胀，穿刺抽出淡黄色液体。

（二）鉴别诊断

本病应与化脓性耳郭软骨膜炎相鉴别。该病耳郭局部红肿疼痛、触痛明显，肿胀较实而缺乏弹性，范围较宽，穿刺可抽出脓性液体，培养有细菌生长。病变严重者可导致耳郭软骨坏死、畸形。

五、治疗

本病以局部治疗为主，消除积液，促进愈合，避免复发，防止继发感染。

（一）抽液、加压包扎或注药法

在严格无菌条件下，用注射器穿刺抽尽囊液，然后用绷带加压包扎。亦可在抽净囊液后，选用硬化剂、15 % 高渗盐水或 50 % 葡萄糖适量做囊腔内注射，然后加压包扎。复发者，可激光打孔，清除积液，然后加压包扎。

（二）手术治疗

反复发作难愈者，可手术开窗，清除积液和肉芽后加压包扎。

（三）辨证论治

1. 气滞痰凝耳郭证

证候：耳郭痰包突现，肿胀迅速，甚则胀满不适。按之柔软，无压痛。可伴情志忧郁，或急躁易怒，胸胁胀闷。舌暗或有瘀点，苔白腻，脉弦滑。

治法：理气化痰散结。

方药：四逆散合导痰汤加减。

2. 气虚痰结耳郭证

证候：耳郭痰包反复发作，经久不愈，甚则耳郭皮肤增厚，弹性较差，无疼痛。可伴食少乏力、气短懒言、大便稀溏。舌淡，苔白腻，脉缓滑。

治法：益气祛痰散结。

方药：苓术二陈煎加减。

（四）其他疗法

（1）理疗：初起可选用超短波、红外线局部照射。

（2）艾灸：抽除囊液后，用艾条悬灸 5 min，然后再加压包扎。

（3）磁疗：将磁片贴于囊肿内外两侧，加压固定，维持 1 ～ 2 周。

（4）可行冷冻治疗。

六、主要护理问题

（一）舒适改变

舒适改变与耳郭软骨间积液有关。

（二）知识缺乏

患者缺乏耳郭假囊肿的预防和护理知识。

七、护理措施

（一）常规护理

（1）协助医师在严格无菌状态下行局部穿刺抽液并给予加压包扎。

（2）对于物理疗法的患者，应认真行操作规程，并告知患者治疗目的和相关注意事项。对于手术治疗的患者，按耳部手术前、后常规护理。

（二）病情观察

观察病情，询问患者有无不适感。

（三）健康指导

（1）平时应注意避免对耳郭的机械性刺激，如枕头不宜过硬，勿经常触摸或挤压耳郭等，防止造成局部微循环障碍。

（2）告知患者保持耳郭囊肿部位清洁，勿乱敷药物，以免继发感染，引起化脓性软骨膜炎而导致耳郭畸形。

参考文献

[1] 李焕德. 临床药学 [M]. 北京：中国医药科技出版社，2007.

[2] 韩淑兰. 临床药学实践 [M]. 汕头：汕头大学出版社，2019.

[3] 杨亚军，王惠萍，王万雄，等. 实用临床药学 [M]. 北京：科学技术文献出版社，2019.

[4] 栗慧玲，郭建平，王利霞，等. 实用药学基础与临床应用 [M]. 哈尔滨：黑龙江科学技术出版社，2018.

[5] 吴春福. 药学概论 [M]. 5 版. 北京：中国医药科技出版社，2020.

[6] 杨长青. 医院药学 [M]. 2 版. 北京：中国医药科技出版社，2019.

[7] 蔡定芳，董竞成. 中国医药学教程 [M]. 上海：复旦大学出版社有限公司，2019.

[8] 孙金山. 精编药物学 [M]. 上海：上海交通大学出版社，2018.

[9] 刘克令，徐彬，吴丽娟，等. 现代药物学 [M]. 北京：科学技术文献出版社，2017.

[10] 杨宝学，张兰. 实用临床药物学 [M]. 北京：中国医药科技出版社，2018.

[11] 房学贤，赵广健，赵广华. 中西医结合眼耳鼻喉口齿科临床手册 [M]. 合肥：安徽科学技术出版社，2014.

[12] 李云英，廖月红. 中西医结合耳鼻咽喉口齿科学 [M]. 3 版. 北京：科学出版社，2018.

[13] 田道法，李云英. 中西医结合耳鼻咽喉科学 [M]. 3 版. 北京：中国中医药出版社，2016.

[14] 刘福官. 常见耳鼻咽喉疾病的中医预防和护养 [M]. 上海：复旦大学出版社，2013.

[15] 刘庆华，熊琦. 五官科疾病中西医结合护理 [M]. 武汉：湖北科学技术出版社，2013.

[16] 栾强. 精编耳鼻咽喉疾病临床诊疗 [M]. 上海：上海交通大学出版社，2018.

[17] 朱向阳，冯娟，李奇志，等. 现代耳鼻咽喉：头颈外科诊疗 [M]. 北京：科学技术文献出版社，2018.

[18] 林海燕. 耳鼻咽喉：头颈外科临床护理路径 [M]. 北京：中国医药科技出版社，2015.

[19] 江燕. 新编临床耳鼻咽喉常见病诊疗学 [M]. 西安：西安交通大学出版社，2015.

[20] 马晓衡. 眼耳鼻咽喉口腔科护理学 [M]. 北京：中国医药科技出版社，2014.